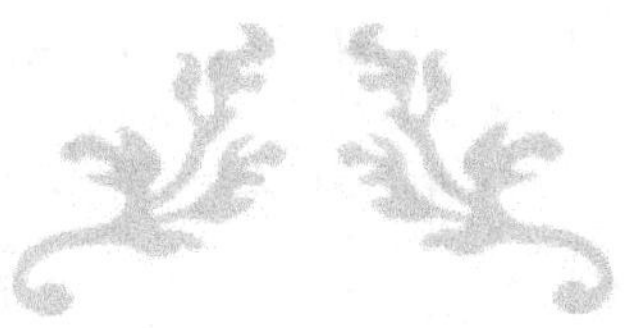

LONGEVIDAD SANA Y LAS ZONAS AZULES

Secretos de las Culturas más Longevas del Mundo, Viviendo más allá de los 100: El Modelo de las Zonas Azules

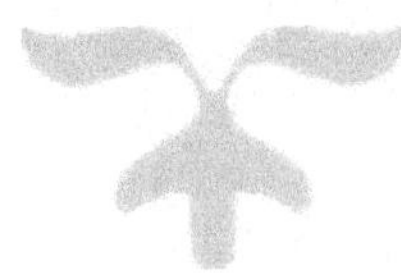

Pedro Agüero Vallejo

Tabla de contenido

Introducción

Imagina un mundo donde las personas viven más de 100 años con salud, energía y un propósito claro. Un lugar donde la edad no es sinónimo de declive, sino de sabiduría acumulada, donde la vida plena y activa no tiene fecha de caducidad.

Este mundo no es fruto de la fantasía; existe en las llamadas "Zonas Azules," regiones donde los habitantes no solo superan la longevidad promedio, sino que lo hacen manteniendo una calidad de vida excepcional.

En "Longevidad Sana y las Zonas Azules: Secretos de las Culturas más Longevas del Mundo," desvelaremos los misterios detrás de estas comunidades que han cautivado la atención de científicos, médicos y personas de todo el mundo.

¿Qué tienen en común lugares tan distantes como Ikaria, Grecia; Okinawa, Japón; y Nicoya, Costa Rica? ¿Qué hacen diferente sus habitantes para vivir más allá de los 100 años, llenos de vitalidad?

Este libro no es solo una invitación a explorar estas zonas extraordinarias; es una guía para incorporar sus principios en nuestra vida cotidiana. A través de prácticas sencillas, como la alimentación natural, el ejercicio moderado, la conexión social y la espiritualidad, descubrirás cómo puedes transformar tu enfoque de la salud y el bienestar.

La longevidad no es solo una cuestión de genética. Las investigaciones más recientes nos revelan que más del 80% de nuestra esperanza de vida depende de nuestro entorno, hábitos y estilo de vida. Esto significa que el poder de cambiar está en nuestras manos.

No importa dónde vivas ni qué edad tengas, los secretos de las Zonas Azules pueden ser el comienzo de tu propia travesía hacia una vida más larga, saludable y plena.

¿Te gustaría conocer las claves para vivir más allá de los 100 años? En las páginas de este libro, encontrarás inspiración y herramientas prácticas para cultivar una longevidad sana.

Juntos, examinamos los secretos de las culturas más longevas del mundo y aprenderemos cómo aplicarlos para que, al igual que los habitantes de las Zonas Azules, puedas disfrutar de una vida llena de salud y propósito, sin importar tu edad.

El viaje hacia una vida longeva comienza aquí.

Capítulo 1:
Secretos de las Culturas más Longevas del Mundo

Los secretos de las culturas más longevas del mundo radican en una serie de hábitos y costumbres que promueven la salud, la vitalidad y el bienestar a lo largo de toda la vida.

Estas comunidades, ubicadas en las llamadas Zonas Azules – Icaria en Grecia, Cerdeña en Italia, Okinawa en Japón, la península de Nicoya en Costa Rica y Loma Linda en Estados Unidos – han sido objeto de numerosos estudios por su capacidad de alcanzar edades superiores a los 100 años con una calidad de vida extraordinaria.

Aunque se encuentran en contextos culturales y geográficos diferentes, comparten varios factores que parecen ser clave para su longevidad.

Uno de los secretos más evidentes es su alimentación, que se basa en una dieta predominantemente vegetal. Estas culturas consumen grandes cantidades de frutas, verduras, legumbres y granos enteros, mientras que el consumo de carne es limitado.

En Okinawa, por ejemplo, el tofu y las batatas moradas son alimentos comunes, mientras que en Cerdeña, el queso de leche de oveja y el vino tinto, ricos en antioxidantes, son parte de la dieta diaria. Esta alimentación rica en nutrientes, baja en calorías y grasas saturadas, ha sido relacionada con una menor incidencia de enfermedades crónicas como la diabetes, las enfermedades cardíacas y el cáncer.

Otro de los pilares de estas comunidades es la actividad física constante. A diferencia de los estilos de vida sedentarios que predominan en muchas sociedades modernas, los habitantes de las Zonas Azules incorporan el movimiento en su día a día.

En Icaria, las personas caminan por terrenos montañosos; en Nicoya, realizan trabajo físico en sus tierras. No se trata de ejercicios intensivos, sino de actividad moderada y regular que contribuye a mantener un cuerpo sano y ágil a lo largo de los años.

Además, estas culturas mantienen un fuerte sentido de comunidad y relaciones sociales cercanas. El apoyo mutuo entre familiares y amigos, así como el sentido de pertenencia, son fundamentales para su bienestar emocional. Este sentido de comunidad no solo reduce el estrés, sino que también brinda un propósito de vida, algo que es especialmente relevante en Okinawa, donde el concepto de "ikigai" (la razón de vivir) está profundamente arraigado en su cultura.

Finalmente, el propósito de vida es un factor clave en la longevidad. Los habitantes de las Zonas Azules se sienten motivados a seguir contribuyendo a su comunidad, lo que les otorga un sentido de utilidad y satisfacción que prolonga sus vidas de manera significativa. Estos secretos, al ser replicados, ofrecen una valiosa lección sobre cómo vivir más y mejor.

Las Zonas Azules son un fenómeno fascinante

Las llamadas Zonas Azules son un fenómeno fascinante que ha capturado la atención de científicos, médicos y entusiastas de la salud de todo el mundo. Estas regiones no son meramente puntos geográficos en el mapa; representan un verdadero laboratorio viviente donde los secretos de la longevidad parecen haber sido descifrados.

Los habitantes de estas zonas no solo alcanzan los 100 años de vida con sorprendente frecuencia, sino que lo hacen en condiciones de salud física y mental excepcionales, manteniendo una vitalidad y calidad de vida que desafían las expectativas.

Las cinco principales Zonas Azules están distribuidas en diferentes partes del mundo: la isla de Icaria, en Grecia; Cerdeña, en Italia; Okinawa, en Japón; la Península de Nicoya, en Costa Rica; y Loma Linda, en Estados Unidos.

A pesar de las distancias culturales y geográficas que las separan, todas ellas comparten algo en común: sus habitantes viven notablemente más tiempo que el promedio global, y muchos de ellos superan el umbral de los 100 años en perfecto estado de salud.

Este fenómeno ha sido objeto de extensos estudios demográficos y epidemiológicos, ya que proporciona una oportunidad única para entender los factores clave detrás de la longevidad humana.

¿Por qué son tan especiales estas regiones?

Lo que distingue a las Zonas Azules no es un solo factor milagroso, sino una combinación de hábitos y condiciones ambientales que, en conjunto, parecen prolongar la vida de manera significativa. A lo largo de los años, los investigadores han identificado una serie de elementos que comparten estos lugares, los cuales, al ser replicados, podrían ofrecer beneficios similares a personas de otras partes del mundo. Entre los factores clave se incluyen:

Dieta basada en plantas: La dieta basada en plantas es uno de los pilares más importantes en las Zonas Azules, donde la longevidad es una característica común entre sus habitantes. En estas regiones, como Icaria en Grecia, Okinawa en Japón y Nicoya en Costa Rica, la alimentación está centrada principalmente en el consumo de alimentos de origen vegetal, como legumbres, verduras, frutas y granos enteros.

Estos alimentos proporcionan una gran cantidad de nutrientes esenciales y son ricos en antioxidantes, los cuales juegan un papel clave en la prevención de enfermedades.

Uno de los aspectos más destacados de esta dieta es su bajo contenido en grasas saturadas, que proviene de la mínima ingesta de carne y productos de origen animal. En lugar de depender de carnes rojas o alimentos altamente procesados, los habitantes de las Zonas Azules prefieren proteínas vegetales como los frijoles, las lentejas y el tofu.

En Okinawa, por ejemplo, las batatas moradas son un alimento básico, mientras que en Cerdeña, los granos integrales y las verduras frescas constituyen gran parte de las comidas diarias. Esta alimentación equilibrada y rica en fibra contribuye a la regulación del metabolismo y a la reducción de los niveles de colesterol, dos factores críticos para la salud cardiovascular.

La dieta basada en plantas también es rica en antioxidantes, que ayudan a combatir el daño celular y a reducir la inflamación en el cuerpo. Los antioxidantes, presentes en frutas, verduras y granos enteros, se asocian con una menor incidencia de enfermedades crónicas como el cáncer, la diabetes tipo 2 y las enfermedades cardíacas.

Estudios han demostrado que el consumo frecuente de estos alimentos protege contra el envejecimiento prematuro y promueve una mejor calidad de vida a largo plazo.

Además de ser una dieta saludable, este enfoque en los alimentos vegetales refleja una conexión más profunda con el entorno. En las Zonas Azules, la agricultura local y sostenible juega un papel central, lo que también contribuye a la frescura de los alimentos y a una mejor relación con la naturaleza.

La simplicidad y naturalidad de estas comidas permiten que los habitantes de las Zonas Azules disfruten de una vida más larga y saludable, con menos enfermedades y un mayor bienestar general.

Actividad física moderada y constante: En las Zonas Azules, el ejercicio no se practica necesariamente en gimnasios o de manera estructurada. En cambio, las personas se mantienen activas a través de sus rutinas diarias, como caminar, trabajar en el jardín o realizar tareas domésticas.

Este tipo de actividad física moderada y regular ha demostrado ser extremadamente beneficioso para mantener el cuerpo ágil y el corazón sano a lo largo de los años.

El sentido de comunidad y apoyo social es un elemento crucial que distingue a las Zonas Azules del resto del mundo, y está íntimamente relacionado con la longevidad y el bienestar de sus habitantes. En estas regiones, las conexiones sociales son profundas y significativas, lo que crea un entorno donde las personas viven rodeadas de familiares, amigos y vecinos que desempeñan un papel activo en sus vidas.

Este fuerte tejido social no solo proporciona un sentido de pertenencia, sino que también actúa como una fuente constante de apoyo emocional y psicológico.

Estas relaciones cercanas y sólidas son clave para reducir el estrés, uno de los mayores factores que contribuyen a una menor esperanza de vida en sociedades modernas. El hecho de saber que se cuenta con el apoyo incondicional de seres queridos en momentos de necesidad, ayuda a mitigar el impacto del estrés en el cuerpo y la mente.

La sensación de estar conectado a una comunidad fomenta un estado de bienestar que repercute directamente en la salud mental, lo que, a su vez, fortalece la salud física.

Un ejemplo notable es el concepto del "moai" en Okinawa, Japón. El "moai" es un grupo íntimo de amigos que se forman desde la infancia y que se mantienen unidos durante toda la vida. Estos grupos brindan apoyo emocional, financiero y práctico, creando una red de seguridad que ayuda a los miembros a enfrentar los desafíos de la vida.

Este modelo de apoyo social ha demostrado ser un factor determinante para la longevidad de los habitantes de Okinawa, quienes presentan algunas de las tasas más bajas de enfermedades relacionadas con el estrés.

En general, el fuerte sentido de comunidad en las Zonas Azules no solo promueve una vida más feliz y equilibrada, sino que también contribuye a una mayor esperanza de vida. La sensación de pertenecer a algo más grande, y de tener relaciones profundas y significativas, refuerza la salud emocional y mental, lo que resulta en una vida más larga, plena y satisfactoria.

El propósito de vida es un componente esencial en las Zonas Azules y juega un papel significativo en la longevidad de sus habitantes. En estas regiones, las personas mantienen un fuerte sentido de propósito a lo largo de sus vidas, incluso en la vejez, lo que les brinda una razón clara para seguir adelante cada día.

En Okinawa, Japón, este concepto se conoce como "ikigai," que significa "la razón de levantarse por la mañana," mientras que en Nicoya, Costa Rica, lo llaman "el plan de vida."

Ambos términos reflejan la importancia de tener metas, responsabilidades o actividades que les otorguen un sentido de utilidad y significado a sus vidas.

Este sentido de propósito no solo les proporciona motivación diaria, sino que también tiene un impacto directo en su salud y bienestar. Estudios han demostrado que las personas que sienten que tienen un propósito claro tienden a vivir más tiempo y de manera más saludable.

Esto se debe, en parte, a que el propósito de vida está vinculado a niveles más bajos de estrés y ansiedad, lo que contribuye a una mejor salud cardiovascular y una mayor resistencia ante las enfermedades. Además, el sentido de propósito mantiene a las personas activas física y mentalmente, lo que favorece su bienestar general.

En las Zonas Azules, los habitantes a menudo siguen desempeñando roles útiles en sus comunidades o familias, lo que refuerza su conexión social y les permite sentir que siguen contribuyendo a algo más grande que ellos mismos. Este enfoque en la trascendencia y la utilidad personal se convierte en un motor que no solo alarga la vida, sino que también la llena de significado y satisfacción.

Los cinco lugares donde se encuentra la mayor esperanza de vida, conocidos como Zonas Azules

Icaria, Grecia: El secreto de una vida larga y saludable

¿Qué es Icaria?

Icaria es una pequeña isla del Mar Egeo que pertenece a Grecia. Destaca porque sus habitantes tienen una esperanza de vida excepcionalmente alta, con una tasa muy baja de enfermedades crónicas y altos niveles de bienestar físico y emocional.

Factores clave que hacen de Icaria una Zona Azul:

1. Dieta Mediterránea:

Basada principalmente en vegetales, legumbres, frutas frescas, aceite de oliva, cereales integrales, pescado, frutos secos y hierbas silvestres.

Consumo moderado de vino local, especialmente vino tinto, rico en antioxidantes.

Bajo consumo de carnes rojas, alimentos procesados y azúcares refinados.

2. Actividad Física Natural:

Los habitantes realizan actividades físicas cotidianas sin necesidad de rutinas intensas. Caminan frecuentemente, cultivan huertos, pescan y mantienen una vida físicamente activa de forma natural.

3. **Vida sin Estrés:**

La cultura local promueve un estilo de vida relajado, evitando el estrés crónico.

La siesta diaria es común, permitiendo una recuperación física y mental importante.

Prioridad en las relaciones personales, el descanso adecuado y las actividades sociales tranquilas.

4. **Conexión Social y Sentido de Comunidad:**

La vida comunitaria es fuerte, y las interacciones sociales son frecuentes y significativas.

Las redes de apoyo social sólidas contribuyen a una buena salud emocional y reducen la soledad, un factor esencial para la longevidad.

5. **Propósito de Vida (Ikigai local):**

Los habitantes de Icaria encuentran significado en su vida diaria mediante actividades que disfrutan, como cultivar la tierra, cocinar para su familia y compartir tiempo con amigos.

El sentido de propósito se mantiene durante toda su vida, incluso en edades avanzadas.

Resultados en salud:

Bajísima incidencia de enfermedades cardiovasculares, diabetes y cáncer.

Alta proporción de personas que superan los 90 años con buena calidad de vida.

Bajo índice de demencia y enfermedades cognitivas, atribuido a la dieta rica en antioxidantes, la actividad física regular y la estimulación cognitiva continua por las relaciones sociales.

Icaria ejemplifica cómo factores como la dieta saludable, una vida activa, baja exposición al estrés y fuertes vínculos comunitarios contribuyen directamente a la longevidad saludable.

Cerdeña, Italia: El lugar donde los hombres viven tanto como las mujeres

¿Qué hace especial a Cerdeña?

Cerdeña, especialmente en su región montañosa de Barbagia, se distingue mundialmente por la sorprendente cantidad de centenarios saludables. A diferencia de otras partes del mundo, aquí los hombres tienen una esperanza de vida similar a las mujeres, lo que es excepcional a nivel mundial.

Características fundamentales que hacen de Cerdeña una Zona Azul:

1. Dieta Sarda, rica en antioxidantes

Alimentación basada en productos locales como frutas y verduras frescas, cereales integrales, legumbres (especialmente las habas), queso de oveja (pecorino), leche de cabra, frutos secos, aceite de oliva virgen extra, y vino local rico en antioxidantes (especialmente el vino Cannonau, con altos niveles de polifenoles).

Consumo moderado de carnes, principalmente provenientes de animales criados en libertad.

Esta dieta mediterránea adaptada localmente reduce inflamaciones, combate enfermedades cardíacas y contribuye a una excelente salud general.

2. Actividad física cotidiana y constante

Los habitantes, especialmente los pastores sardos, tienen una vida naturalmente activa, realizando caminatas constantes por terrenos montañosos en su labor diaria de pastoreo de ovejas y cabras.

Esta actividad física continua mejora el sistema cardiovascular, fortalece huesos y articulaciones, mantiene un peso saludable y previene enfermedades asociadas al sedentarismo.

3. Fuerte sentido comunitario y conexión familiar

Las comunidades de Cerdeña son particularmente unidas; las relaciones familiares y vecinales juegan un papel crucial en el bienestar emocional.

La convivencia entre generaciones en las familias asegura apoyo social constante, ayudando a mantener una buena salud mental y reduciendo la incidencia de depresión y ansiedad en la tercera edad.

4. Igualdad en longevidad entre hombres y mujeres

A diferencia de otras regiones del mundo, en Cerdeña los hombres tienen una esperanza de vida similar a las mujeres.

Esto es resultado principalmente del estilo de vida activo y la dieta saludable, lo cual protege especialmente a los hombres contra enfermedades cardiovasculares, una de las principales causas de mortalidad masculina global.

5. Propósito y sentido de identidad

Los sardos mantienen un fuerte sentido de identidad cultural, arraigo a sus tradiciones y actividades que les dan significado (pastoreo, agricultura, elaboración artesanal de alimentos y productos locales).

Este sentido profundo de propósito (conocido localmente como "plan de vida") ayuda a mantener la motivación diaria y la vitalidad hasta edades avanzadas.

Beneficios en salud observados:

Alta proporción de personas que llegan y superan los 100 años, manteniendo autonomía y calidad de vida.

Muy baja prevalencia de enfermedades cardíacas, diabetes y deterioro cognitivo.

Mejores niveles generales de bienestar físico y emocional en comparación con otras regiones.

Cerdeña es un claro ejemplo de cómo la combinación de dieta equilibrada, actividad física diaria, fuerte conexión social, y un propósito de vida claro pueden producir longevidad extraordinaria.

Okinawa, Japón: El secreto oriental de la longevidad

Okinawa es un archipiélago japonés conocido mundialmente por tener una de las tasas más altas de personas centenarias, con gran calidad de vida y excelente salud física y mental.

Características fundamentales que hacen de Okinawa una Zona Azul:

1. Dieta tradicional Okinawense:

Basada en alimentos frescos y naturales como **batata morada**, rica en antioxidantes y fibra, que constituye la base calórica principal de su dieta.

Consumo regular de **tofu** y otros derivados de soja, fuentes importantes de proteína vegetal que favorecen la salud ósea y hormonal.

Ingesta frecuente de **pescado fresco** y algas marinas, ricas en Omega-3, vitales para mantener la salud cardiovascular.

La dieta es baja en grasas saturadas, azúcar refinada y carnes rojas.

2. Principio de la regla "Hara Hachi Bu":

Es una práctica consciente de comer hasta sentirse un 80% satisfecho, lo que evita excesos calóricos y previene enfermedades metabólicas, promoviendo un peso saludable a largo plazo.

3. Ikigai: Tener un propósito de vida:

El concepto de **Ikigai** ("la razón por la cual uno se levanta cada mañana") es fundamental en Okinawa.

Los habitantes cultivan un fuerte sentido de propósito, ya sea cuidar el jardín, enseñar artes marciales, realizar actividades comunitarias, o dedicarse a sus familias.

Esto genera una motivación profunda que mejora su salud emocional y mental.

4. Moai: Fuertes lazos comunitarios:

El **Moai** es una tradición cultural que consiste en formar grupos de amigos para ofrecerse apoyo social, emocional y económico durante toda la vida.

Estas sólidas redes sociales protegen contra la depresión, ansiedad y aislamiento social, favoreciendo una vida emocionalmente saludable y resiliente.

5. Vida físicamente activa y cotidiana:

Los okinawenses se mantienen activos naturalmente, dedicándose a la jardinería, tai-chi, baile tradicional, caminar, y otras formas suaves pero constantes de ejercicio físico.

Esto promueve huesos fuertes, músculos tonificados y una buena salud cardiovascular y cognitiva hasta edades avanzadas.

Resultados en salud observados:

Una alta proporción de personas que superan los 100 años con lucidez mental y autonomía física.

Bajos índices de enfermedades cardíacas, cáncer, osteoporosis, diabetes y enfermedades degenerativas como el Alzheimer.

Excelente bienestar emocional debido a la combinación de propósito, alimentación equilibrada y fuerte vida comunitaria.

Okinawa es un excelente ejemplo de cómo la alimentación equilibrada, un estilo de vida activo, tener una razón clara para vivir (ikigai), y fuertes lazos comunitarios (moai) pueden ayudar a las personas a vivir más tiempo, pero sobre todo, con mayor calidad de vida.

Nicoya, Costa Rica: Longevidad en el corazón de Centroamérica

La península de Nicoya es reconocida globalmente por la impresionante longevidad de sus habitantes, quienes disfrutan de vidas activas, felices y saludables, llegando fácilmente a edades avanzadas con vigor y lucidez.

Factores clave que hacen de Nicoya una Zona Azul:

1. Dieta Sencilla y Nutritiva:

La alimentación básica en Nicoya es sencilla, basada en alimentos locales como **maíz, frijoles y frutas frescas tropicales** (papaya, mango, plátano).

El **maíz** y los **frijoles** combinados proporcionan una fuente completa de proteínas vegetales, carbohidratos complejos y fibra, que ayudan a mantener la salud cardiovascular y digestiva.

Bajo consumo de carnes rojas, alimentos procesados y azúcares refinados, favoreciendo una dieta rica en antioxidantes y nutrientes esenciales.

2. Consumo de Agua Rica en Minerales:

El agua en Nicoya es rica en calcio y magnesio, minerales esenciales que contribuyen a huesos fuertes, reduciendo la osteoporosis y mejorando la salud cardiovascular.

3. Actividad Física Cotidiana:

Los habitantes realizan constantemente actividades físicas naturales como caminar largas distancias diariamente, trabajar en el campo, agricultura, ganadería, jardinería y tareas domésticas.

Este trabajo físico regular fortalece los músculos, huesos y mejora considerablemente la salud cardiovascular.

4. Conexión Familiar y Social Fuerte:

La familia y las amistades cercanas tienen un papel esencial en la vida cotidiana de los habitantes de Nicoya.

El sistema social ofrece apoyo emocional constante, reduciendo significativamente el estrés, ansiedad y depresión.

Los adultos mayores permanecen integrados en las comunidades y hogares, desempeñando roles activos en la educación y guía de generaciones más jóvenes.

5. Plan de Vida y Fe Espiritual:

Los habitantes de Nicoya mantienen un propósito claro en sus vidas ("plan de vida"), que incluye compromiso familiar, participación activa en comunidades y trabajo diario que aporta satisfacción personal.

Además, mantienen una fuerte fe espiritual o religiosa, lo que les proporciona consuelo, resiliencia y esperanza en tiempos difíciles.

Resultados en salud observados:

Alta proporción de personas mayores de 90 años y centenarias que viven autónomas y activas.

Bajos niveles de enfermedades cardiovasculares, diabetes tipo 2 y demencia.

Mejor salud mental gracias al apoyo social constante y una vida orientada por propósitos claros.

Nicoya nos enseña cómo una vida sencilla, basada en alimentos locales, trabajo físico diario, fuertes vínculos familiares y sociales, junto a un propósito claro y espiritualidad profunda, puede traducirse en una extraordinaria longevidad y calidad de vida.

Loma Linda: Una comunidad especial en medio de Norteamérica

Loma Linda, ubicada en California, es una excepción notable en Estados Unidos: aquí vive una comunidad de adventistas del séptimo día que disfruta de una longevidad considerablemente mayor que el promedio norteamericano, manteniendo una excelente calidad de vida incluso en edades avanzadas.

Factores clave que hacen de Loma Linda una Zona Azul:

1. Dieta Vegetariana o Basada en Plantas:

La mayoría de los habitantes adventistas de Loma Linda siguen una dieta predominantemente vegetariana o vegana.

Consumen frutas, verduras, granos integrales, legumbres, frutos secos y semillas, alimentos naturalmente ricos en fibra, antioxidantes y micronutrientes esenciales.

Esta dieta previene enfermedades cardíacas, diabetes tipo 2, cáncer y obesidad, contribuyendo a una mejor calidad y expectativa de vida.

2. Práctica Regular del Descanso Semanal (Sabbat):

Cada semana, los adventistas celebran el sabbat (sábado) como un día dedicado exclusivamente al descanso físico, mental y espiritual.

Este hábito ayuda a reducir el estrés acumulado durante la semana, mejora la salud emocional y permite la recuperación profunda, promoviendo un equilibrio saludable entre el trabajo y el descanso.

3. Vida Social y Comunitaria Activa:

En Loma Linda, la comunidad participa regularmente en actividades religiosas, educativas y recreativas, manteniendo vínculos fuertes y redes sólidas de apoyo.

Esta integración comunitaria protege frente al aislamiento social, favoreciendo una buena salud mental y emocional.

4. Ejercicio Físico Constante y Moderado:

Los habitantes realizan regularmente actividades físicas moderadas, como caminar diariamente, natación, ciclismo y otras actividades recreativas al aire libre.

Además, muchos adventistas mayores continúan participando activamente en actividades voluntarias y comunitarias, lo cual los mantiene física y mentalmente activos.

5. Propósito Vital y Espiritualidad:

La fe y la espiritualidad juegan un papel central en la vida de los adventistas, brindando un claro propósito existencial que fomenta optimismo y resiliencia ante dificultades.

Este enfoque espiritual está ligado a una actitud positiva, estabilidad emocional y una sensación general de satisfacción con la vida.

Resultados en salud observados:

Los residentes de Loma Linda viven en promedio 7 a 10 años más que la población promedio de Estados Unidos.

Baja incidencia de enfermedades crónicas como diabetes, hipertensión, enfermedades cardiovasculares y ciertos tipos de cáncer.

Alta calidad de vida y bienestar emocional en edades avanzadas debido al fuerte sentido de propósito y conexión comunitaria.

Loma Linda es un excelente ejemplo de cómo un estilo de vida equilibrado que incluye una dieta saludable, descanso regular, ejercicio físico moderado y una fuerte conexión espiritual y social, puede resultar en una mayor longevidad y bienestar integral.

Resumen sobre las zonas azules

Icaria, Grecia: Conocida como el lugar donde la gente "olvida morir," Icaria es una pequeña isla del mar Egeo que se ha convertido en sinónimo de longevidad. Sus habitantes presentan una de las tasas más altas de centenarios en el mundo, con una incidencia muy baja de enfermedades crónicas como el cáncer y las enfermedades cardíacas.

Lo que hace de Icaria un caso excepcional no es solo la longevidad de su población, sino también la calidad de vida que mantienen hasta edades avanzadas, conservando altos niveles de actividad mental y física.

Uno de los secretos clave de los icarios es su **dieta mediterránea**, rica en aceite de oliva, legumbres, verduras frescas y frutas, que proporciona una abundante fuente de antioxidantes y grasas saludables. Esta alimentación equilibrada, combinada con un consumo moderado de vino tinto, ayuda a proteger el corazón y a reducir el riesgo de enfermedades inflamatorias y crónicas.

Sin embargo, la dieta no es el único factor determinante. Los icarios llevan un **estilo de vida relajado** que prioriza el descanso y el sueño, con una cultura que favorece siestas diarias y un enfoque no apresurado hacia las tareas cotidianas. Esta vida sin estrés, combinada con una actividad física ligera y constante, como caminar o trabajar en el jardín, contribuye a su bienestar general y longevidad. En Icaria, el equilibrio entre cuerpo y mente, reforzado por fuertes lazos comunitarios y familiares, es una fórmula efectiva para vivir más y mejor.

Cerdeña, Italia: En la región montañosa de Cerdeña, se da un fenómeno inusual a nivel mundial: los hombres alcanzan una esperanza de vida similar a la de las mujeres, algo poco común en otras partes del mundo.

Esta longevidad compartida entre géneros ha sido objeto de estudios debido a los hábitos de vida que caracterizan a los pastores sardos, quienes caminan largas distancias diariamente por terrenos escarpados. Esta actividad física constante, moderada pero regular, es uno de los factores clave que contribuyen a su salud cardiovascular y longevidad.

La dieta de los habitantes de Cerdeña también juega un papel fundamental en su longevidad. Se basa principalmente en **productos locales**, como el queso de leche de oveja, rico en grasas saludables y nutrientes esenciales, y el vino tinto, que contiene altos niveles de antioxidantes, en particular polifenoles.

Estos compuestos ayudan a combatir el envejecimiento celular y protegen contra enfermedades crónicas, como las cardiovasculares y el cáncer.

Además de su dieta y actividad física, los lazos familiares y comunitarios son fuertes en esta región, lo que proporciona un entorno de apoyo emocional que también contribuye a su bienestar general. La combinación de una dieta rica en nutrientes, una actividad física constante y un entorno social unido convierte a Cerdeña en una de las Zonas Azules más estudiadas y admiradas en el mundo.

Okinawa, Japón: Okinawa es internacionalmente reconocida por ser el hogar de algunas de las personas más longevas del mundo. Los habitantes de esta isla japonesa disfrutan de una esperanza de vida excepcional, lo que ha despertado el interés de científicos y expertos en salud.

Una de las claves de esta longevidad es su **dieta**, que incluye alimentos ricos en nutrientes y bajos en calorías como el tofu, el pescado, y la batata morada, conocida por su alto contenido en antioxidantes y fibra. Esta alimentación contribuye a la baja incidencia de enfermedades crónicas como la diabetes y las enfermedades cardíacas en la población de Okinawa.

Sin embargo, la longevidad de Okinawa no se debe únicamente a la dieta. Un factor crucial es su **estrecha red de apoyo social** y el fuerte sentido de comunidad que mantienen a lo largo de sus vidas.

Los okinawenses desarrollan relaciones interpersonales profundas y duraderas, lo que les proporciona una sólida base emocional. El concepto del "moai," una red de amigos que se apoyan mutuamente durante toda la vida, es un ejemplo de cómo el respaldo social puede influir en el bienestar.

Además, los habitantes de Okinawa poseen un **sentido de propósito** claramente definido, conocido como "ikigai" o "la razón para levantarse por la mañana." Este sentimiento de tener un objetivo claro en la vida, que se mantiene incluso en la vejez, les proporciona motivación diaria y una razón para mantenerse activos.

Tanto el "ikigai" como el "moai" son fundamentales para su salud emocional, reduciendo los niveles de estrés y promoviendo una vida más larga y plena. La combinación de estos factores convierte a Okinawa en un modelo de longevidad sostenible, donde la dieta, el propósito de vida y las relaciones sociales forman la base de una vida saludable y longeva.

Nicoya, Costa Rica: En la Península de Nicoya, los habitantes disfrutan de una vida longeva gracias a un estilo de vida sencillo y una estrecha conexión con la naturaleza. Las personas de esta región llevan una vida activa y saludable, favorecida por una dieta tradicional basada en **maíz, frijoles y frutas frescas**, alimentos que les proporcionan una nutrición equilibrada y rica en fibra, proteínas vegetales y antioxidantes.

Esta dieta baja en carnes procesadas y alta en nutrientes esenciales contribuye a la reducción de enfermedades crónicas y a una vida prolongada.

Otro factor crucial para la longevidad en Nicoya es la calidad del agua local, que es **rica en calcio y magnesio**, dos minerales que son fundamentales para la salud ósea.

Gracias a esto, los habitantes de la región presentan una menor incidencia de fracturas óseas y enfermedades relacionadas con la densidad ósea, lo que les permite mantener una movilidad activa incluso en edades avanzadas.

La **conexión familiar** es otro aspecto esencial de la vida en Nicoya. Las relaciones familiares son muy cercanas y los ancianos ocupan un lugar respetado dentro de sus comunidades, lo que refuerza su bienestar emocional y les proporciona un sentido de pertenencia y apoyo.

Además, el trabajo físico diario sigue siendo parte de la rutina de muchos nicoyanos, lo que, junto con su dieta y el entorno natural, ayuda a mantenerlos activos y en buena forma física durante toda su vida. Este estilo de vida integrado entre la naturaleza, la alimentación y las relaciones personales convierte a Nicoya en una de las Zonas Azules más longevas y saludables del mundo.

Loma Linda, Estados Unidos: Esta comunidad adventista en California se distingue por su enfoque en la salud integral y la espiritualidad, lo que ha contribuido a su reputación como una de las Zonas Azules. Los adventistas del séptimo día que viven en Loma Linda adoptan un estilo de vida que prioriza la prevención de enfermedades y el bienestar físico y mental.

Uno de los pilares de su longevidad es su dieta vegetariana, rica en frutas, verduras, legumbres y nueces, que les proporciona una nutrición equilibrada y baja en grasas saturadas.

Al evitar el consumo de carne, productos procesados, alcohol y tabaco, los adventistas reducen considerablemente el riesgo de enfermedades crónicas como el cáncer y las enfermedades cardíacas.

Además de su enfoque en la dieta, los adventistas practican el descanso semanal a través del sabbat, un día dedicado a la reflexión espiritual, el descanso y las actividades familiares. Este día de descanso no solo ayuda a reducir el estrés acumulado, sino que también fomenta una mayor conexión con la comunidad y con su fe.

La combinación de un estilo de vida saludable y un fuerte enfoque en la espiritualidad y la comunidad contribuye a una vida más equilibrada, reduciendo el impacto de factores estresantes y promoviendo un bienestar general.

El compromiso con la salud física y espiritual en Loma Linda ha permitido que muchos de sus habitantes disfruten de una vida larga y plena, demostrando cómo una vida centrada en la prevención, la moderación y la conexión con valores profundos puede tener un impacto directo en la longevidad.

La ciencia detrás de las Zonas Azules

Se ha revelado que la longevidad no es simplemente una cuestión de genética, sino que está profundamente influenciada por una combinación de hábitos de vida, patrones de comportamiento y factores ambientales.

A lo largo de años de investigación en regiones como Icaria en Grecia, Okinawa en Japón, y Nicoya en Costa Rica, los científicos han identificado una serie de características comunes que parecen ser clave para que los habitantes de estas áreas vivan más tiempo y con mejor calidad de vida.

Uno de los descubrimientos más destacados es que las personas en las Zonas Azules siguen una **dieta basada en plantas**, rica en frutas, verduras, legumbres y granos enteros, y baja en productos procesados y carnes rojas.

Esta alimentación no solo reduce la incidencia de enfermedades crónicas, como las cardiovasculares y el cáncer, sino que también favorece una mejor salud mental y física.

Los alimentos consumidos en estas regiones están llenos de antioxidantes, grasas saludables y fibra, lo que contribuye a la prevención de enfermedades relacionadas con el envejecimiento.

Además de la dieta, otro factor clave es el nivel moderado pero constante de actividad física que los habitantes de las Zonas Azules realizan diariamente. A diferencia de las sociedades modernas, donde el ejercicio suele ser estructurado, en las Zonas Azules la actividad física se integra de manera natural en la vida cotidiana, como caminar, trabajar en el jardín o cuidar de los animales.

Este estilo de vida activo ayuda a mantener una buena salud cardiovascular y muscular, lo que permite a las personas mantenerse independientes y ágiles incluso en edades avanzadas.

El sentido de comunidad y las relaciones interpersonales también juegan un papel crucial en la longevidad. Los estudios muestran que el apoyo emocional de familiares y amigos es una fuente poderosa de bienestar.

En Okinawa, por ejemplo, los grupos sociales conocidos como "moai" se forman en la infancia y proporcionan una red de apoyo a lo largo de toda la vida. Este tipo de lazos sociales profundos no solo reduce el estrés, sino que también fortalece la salud emocional, lo que impacta directamente en la longevidad.

Finalmente, las personas en las Zonas Azules tienen un claro propósito de vida, un elemento esencial que les da motivación diaria para mantenerse activos y mentalmente comprometidos.

Ya sea a través del concepto de "ikigai" en Japón o del "plan de vida" en Nicoya, este sentido de propósito proporciona un significado a sus vidas, lo que les ayuda a enfrentar los desafíos con una perspectiva positiva y resiliente.

Aunque no todos los factores de las Zonas Azules pueden ser replicados en otros lugares, muchos de sus principios son universales y pueden ser adoptados para mejorar la calidad de vida en cualquier parte del mundo.

La alimentación sana, el ejercicio moderado, las relaciones sociales fuertes y un sentido de propósito son lecciones que cualquiera puede incorporar en su vida para vivir más y mejor.

En definitiva, las Zonas Azules no son solo enclaves de longevidad, sino un modelo inspirador para cuidar nuestro cuerpo, mente y espíritu, y así disfrutar de una vida larga, saludable y llena de significado.

Factores sociales que promueven la longevidad.

Los factores sociales que promueven la longevidad están profundamente entrelazados con las relaciones interpersonales y el sentido de comunidad que las personas desarrollan a lo largo de sus vidas. En las Zonas Azules, uno de los elementos clave es la sólida red de apoyo social que rodea a los habitantes, lo que les proporciona un sentido de pertenencia y conexión emocional.

Familias multi-generacionales que viven juntas, amigos cercanos y vecinos que se cuidan entre sí son aspectos comunes en estas regiones.

Esta red social no solo brinda apoyo físico en momentos de necesidad, sino también un respaldo emocional que reduce el estrés, uno de los principales factores que contribuyen al envejecimiento prematuro y a las enfermedades crónicas.

Otro factor social importante es la **inclusión de los ancianos en la vida diaria** de sus comunidades. A diferencia de muchas sociedades modernas, donde las personas mayores a menudo son marginadas, en las Zonas Azules los ancianos desempeñan roles activos y valiosos dentro de sus familias y comunidades.

Se les respeta por su sabiduría y experiencia, lo que les da un fuerte sentido de propósito, un factor clave para mantener una vida mentalmente activa y emocionalmente equilibrada.

Además, las **celebraciones y rituales comunitarios** son parte integral de la vida social en estas regiones, donde las personas se reúnen regularmente para compartir alimentos, historias y momentos de reflexión. Estas interacciones frecuentes refuerzan los lazos sociales y crean una comunidad cohesiva que fomenta la felicidad y el bienestar general.

La combinación de estos factores sociales no solo mejora la calidad de vida, sino que también se ha demostrado que prolonga la esperanza de vida, demostrando la importancia de las relaciones humanas en el bienestar integral.

Alimentación y dieta en las zonas azules.

La alimentación y dieta en las Zonas Azules desempeñan un papel fundamental en la longevidad de sus habitantes. Estas regiones comparten un enfoque alimenticio basado principalmente en productos de origen vegetal, lo que se traduce en dietas ricas en frutas, verduras, legumbres y granos enteros, mientras que el consumo de carne y alimentos procesados es limitado.

Este tipo de dieta, caracterizada por su abundancia en antioxidantes, fibra y grasas saludables, está directamente vinculada a la reducción de enfermedades crónicas como la diabetes, el cáncer y las enfermedades cardíacas.

En Icaria, Grecia, por ejemplo, la dieta mediterránea basada en aceite de oliva, legumbres y verduras frescas es un componente esencial para su longevidad, mientras que en Okinawa, Japón, los alimentos como el tofu, el pescado y la batata morada son los pilares de una alimentación que promueve la salud celular y combate el envejecimiento. Asimismo, en Nicoya, Costa Rica, el maíz, los frijoles y las frutas locales proporcionan una dieta sencilla pero equilibrada, rica en proteínas vegetales y nutrientes esenciales.

Otro aspecto clave de la dieta en las Zonas Azules es la moderación. Las porciones pequeñas y la práctica de evitar comer en exceso son comunes, lo que ayuda a mantener un peso saludable y a prevenir enfermedades metabólicas.

Además, el enfoque en alimentos frescos y locales, junto con una mínima ingesta de productos industrializados, reduce la exposición a sustancias dañinas como conservantes y azúcares añadidos, promoviendo una salud óptima a largo plazo.

En conjunto, la dieta basada en plantas y la moderación en el consumo de alimentos son elementos clave para la longevidad en las Zonas Azules. Estos hábitos alimenticios no solo contribuyen a la salud física, sino que también fomentan un estilo de vida más consciente y equilibrado, centrado en la prevención de enfermedades y la promoción de una vida larga y saludable.

El impacto de la comunidad y las relaciones sociales.

El impacto de la comunidad y las relaciones sociales es uno de los factores más influyentes en la longevidad y el bienestar de los individuos, especialmente en las Zonas Azules. Las personas que viven en estas regiones disfrutan de una vida longeva no solo por sus hábitos de alimentación y ejercicio, sino también por la calidad y profundidad de sus conexiones sociales.

Estar rodeado de una red sólida de familiares, amigos y vecinos que brindan apoyo emocional y físico contribuye significativamente a la reducción del estrés, mejora la salud mental y refuerza la resiliencia ante los desafíos de la vida.

En muchas sociedades modernas, el aislamiento y la soledad se han convertido en problemas de salud pública, vinculados a una mayor incidencia de enfermedades crónicas y una esperanza de vida reducida. Sin embargo, en las Zonas Azules, los habitantes valoran la importancia de las relaciones interpersonales como un aspecto esencial de su vida diaria.

En Okinawa, Japón, por ejemplo, el concepto de "moai" — pequeños grupos de amigos que se apoyan mutuamente durante toda la vida — fortalece el sentido de pertenencia y seguridad emocional, lo que reduce el riesgo de depresión y otros problemas de salud mental.

Las relaciones familiares intergeneracionales también son comunes en estas regiones, donde las personas mayores continúan siendo una parte activa de la familia y la comunidad. Este respeto y valor hacia los ancianos no solo les proporciona un fuerte sentido de propósito, sino que también crea un entorno en el que se sienten apoyados y útiles, lo que contribuye a una vida más larga y saludable.

El apoyo social constante que se experimenta en las Zonas Azules permite a los individuos enfrentar el estrés y las dificultades de la vida con mayor facilidad, al saber que cuentan con el respaldo de quienes los rodean. Esta red de apoyo fomenta una sensación de seguridad, felicidad y bienestar que se ha demostrado que impacta directamente en la longevidad.

Así que, las relaciones sociales y el sentido de comunidad no solo promueven una vida más plena, sino que también son componentes esenciales para vivir más tiempo y con mejor calidad de vida.

Capítulo 2.

Descubre las Claves para una Vida Saludable y Prolongada

Descubrir las claves para una vida saludable y prolongada implica entender que la longevidad no es solo una cuestión de genética, sino que depende en gran medida de los hábitos de vida que se adoptan a lo largo del tiempo.

Los estudios realizados en las Zonas Azules, donde los habitantes disfrutan de vidas excepcionalmente largas y saludables, revelan una serie de factores clave que cualquiera puede implementar para mejorar su calidad de vida y aumentar su esperanza de vida.

Uno de los principales elementos es una alimentación equilibrada, basada predominantemente en plantas. Las personas en las Zonas Azules consumen dietas ricas en frutas, verduras, legumbres y granos enteros, con poca carne y casi ningún alimento procesado.

Esta alimentación no solo es rica en antioxidantes y nutrientes esenciales, sino que también contribuye a la prevención de enfermedades crónicas como la diabetes, el cáncer y las enfermedades cardíacas. La moderación en las porciones y el respeto por los ciclos naturales del hambre y la saciedad también juegan un papel importante en la salud metabólica.

Otra clave esencial es la actividad física regular. A diferencia de los enfoques modernos de ejercicio, en las Zonas

Azules la actividad física está integrada de manera natural en la vida cotidiana.

Las personas caminan, cultivan sus propios alimentos y realizan tareas domésticas que los mantienen en movimiento a lo largo del día. Este tipo de ejercicio moderado, pero constante, no solo fortalece el cuerpo, sino que también mejora la salud cardiovascular y mantiene los niveles de energía altos incluso en la vejez.

El apoyo social y el sentido de comunidad también son cruciales. En estas regiones, las personas mantienen fuertes vínculos con sus familias, amigos y vecinos, lo que les proporciona una red sólida de apoyo emocional. Estudios han demostrado que las relaciones interpersonales cercanas reducen los niveles de estrés, mejoran la salud mental y contribuyen a un bienestar general que favorece la longevidad.

Sentirse parte de una comunidad y saber que se cuenta con el respaldo de otros es un factor que impacta positivamente en la salud emocional y física.

Además, el sentido de propósito es una clave poderosa para una vida prolongada. En las Zonas Azules, las personas mayores no son marginadas, sino que juegan roles activos en sus comunidades y familias.

Este sentido de tener un propósito — ya sea a través del "ikigai" en Okinawa o del "plan de vida" en Nicoya — les da una razón para mantenerse activos y mentalmente comprometidos, lo que reduce el riesgo de enfermedades neurodegenerativas y fomenta una actitud positiva hacia el envejecimiento.

Por último, la reducción del estrés es fundamental para una vida prolongada. Las personas en las Zonas Azules practican formas sencillas y efectivas de gestionar el estrés, como tomar siestas diarias, realizar actividades relajantes o participar en rituales espirituales.

El descanso adecuado, tanto físico como mental, es esencial para mantener el cuerpo y la mente en equilibrio, lo que permite enfrentar los desafíos de la vida con mayor resiliencia.

En conjunto, estos factores – alimentación saludable, actividad física, apoyo social, propósito de vida y manejo del estrés – constituyen las claves para una vida prolongada y llena de bienestar. Estos principios son aplicables en cualquier lugar y, al adoptarlos, es posible no solo vivir más, sino también disfrutar de una vida más plena y satisfactoria.

La importancia del ejercicio moderado y constante.

La importancia del ejercicio moderado y constante radica en su capacidad para mejorar la salud física, mental y emocional a lo largo de la vida. A diferencia de los enfoques modernos, que a menudo enfatizan entrenamientos intensos en periodos cortos de tiempo, en las Zonas Azules, donde las personas viven más y mejor, el ejercicio se incorpora de manera natural en la rutina diaria.

Este tipo de actividad física moderada, pero constante, tiene numerosos beneficios comprobados que promueven una vida larga y saludable.

El **ejercicio moderado** incluye actividades simples como caminar, andar en bicicleta, trabajar en el jardín o realizar tareas domésticas, todas ellas que mantienen el cuerpo en movimiento sin necesidad de un esfuerzo extremo. Este enfoque no solo es más accesible para personas de todas las edades, sino que también reduce el riesgo de lesiones y agotamiento que pueden ser más comunes con entrenamientos de alta intensidad.

Además, al ser parte de la rutina diaria, el ejercicio moderado se convierte en un hábito sostenible a largo plazo, lo que es fundamental para mantener un estilo de vida activo.

Uno de los beneficios más importantes del ejercicio moderado y constante es su impacto en la salud cardiovascular.

Actividades como caminar o subir escaleras estimulan la circulación sanguínea y fortalecen el corazón, lo que reduce el riesgo de enfermedades cardíacas, una de las principales causas de muerte en todo el mundo. Al mantener el corazón activo, el ejercicio ayuda a controlar los niveles de colesterol y presión arterial, mejorando la salud general del sistema cardiovascular.

Además, el ejercicio regular tiene un impacto significativo en la salud metabólica. El movimiento continuo ayuda a regular los niveles de azúcar en la sangre, lo que es esencial para prevenir o controlar enfermedades como la diabetes tipo 2. La actividad física moderada también contribuye al mantenimiento de un peso saludable, lo que disminuye el riesgo de desarrollar problemas metabólicos y ayuda a mantener el equilibrio energético del cuerpo.

En cuanto a la salud mental, el ejercicio constante actúa como un potente regulador del estado de ánimo. Estudios han demostrado que la actividad física libera endorfinas, que son hormonas asociadas con la sensación de bienestar y felicidad. Esta liberación de endorfinas ayuda a reducir los niveles de estrés y ansiedad, y también es un factor clave en la prevención de la depresión.

La constancia en el ejercicio también mejora las funciones cognitivas y contribuye a una mayor claridad mental, lo que puede proteger contra enfermedades neurodegenerativas como el Alzheimer.

Otro aspecto importante del ejercicio moderado y constante es su impacto en la fuerza muscular y ósea. Mantenerse activo regularmente mejora la densidad ósea y la fortaleza de los músculos, lo que es crucial para prevenir fracturas y caídas, especialmente en la vejez. Las personas que realizan ejercicios suaves pero continuos como caminar o practicar yoga experimentan menos pérdida de masa muscular con el tiempo, lo que les permite mantenerse móviles y activos incluso en edades avanzadas.

Por último, el ejercicio moderado también promueve una mayor calidad del sueño. Las personas que se mantienen físicamente activas durante el día suelen dormir mejor por la noche, lo que mejora el descanso y la recuperación del cuerpo. Un sueño reparador es fundamental para la salud general, ya que permite al cuerpo regenerarse y al cerebro procesar la información del día.

El ejercicio moderado y constante es una herramienta poderosa para mantener una buena salud a lo largo de la vida. No solo mejora la función cardiovascular y metabólica, sino que también fortalece los músculos y los huesos, protege la salud mental y mejora la calidad del sueño.

La clave de su éxito radica en su sostenibilidad: al ser una parte natural de la vida diaria, este tipo de ejercicio no requiere grandes esfuerzos, pero ofrece grandes recompensas a largo plazo, contribuyendo a una vida más larga, saludable y plena.

La dieta basada en plantas y su influencia en la salud.

La importancia del ejercicio moderado y constante radica en su capacidad para mejorar la salud física, mental y emocional a lo largo de la vida. A diferencia de los enfoques modernos, que a menudo enfatizan entrenamientos intensos en periodos cortos de tiempo, en las Zonas Azules, donde las personas viven más y mejor, el ejercicio se incorpora de manera natural en la rutina diaria.

Este tipo de actividad física moderada, pero constante, tiene numerosos beneficios comprobados que promueven una vida larga y saludable.

El **ejercicio moderado** incluye actividades simples como caminar, andar en bicicleta, trabajar en el jardín o realizar tareas domésticas, todas ellas que mantienen el cuerpo en movimiento sin necesidad de un esfuerzo extremo.

Este enfoque no solo es más accesible para personas de todas las edades, sino que también reduce el riesgo de lesiones y agotamiento que pueden ser más comunes con entrenamientos de alta intensidad. Además, al ser parte de la rutina diaria, el ejercicio moderado se convierte en un hábito sostenible a largo plazo, lo que es fundamental para mantener un estilo de vida activo.

Uno de los beneficios más importantes del ejercicio moderado y constante es su impacto en la **salud cardiovascular.**

Actividades como caminar o subir escaleras estimulan la circulación sanguínea y fortalecen el corazón, lo que reduce el riesgo de enfermedades cardíacas, una de las principales causas de muerte en todo el mundo. Al mantener el corazón activo, el ejercicio ayuda a controlar los niveles de colesterol y presión arterial, mejorando la salud general del sistema cardiovascular.

Además, el ejercicio regular tiene un impacto significativo en la **salud metabólica**. El movimiento continuo ayuda a regular los niveles de azúcar en la sangre, lo que es esencial para prevenir o controlar enfermedades como la diabetes tipo 2. La actividad física moderada también contribuye al mantenimiento de un peso saludable, lo que disminuye el riesgo de desarrollar problemas metabólicos y ayuda a mantener el equilibrio energético del cuerpo.

En cuanto a la **salud mental**, el ejercicio constante actúa como un potente regulador del estado de ánimo. Estudios han demostrado que la actividad física libera endorfinas, que son hormonas asociadas con la sensación de bienestar y felicidad.

Esta liberación de endorfinas ayuda a reducir los niveles de estrés y ansiedad, y también es un factor clave en la prevención de la depresión. La constancia en el ejercicio también mejora las funciones cognitivas y contribuye a una mayor claridad mental, lo que puede proteger contra enfermedades neurodegenerativas como el Alzheimer.

Otro aspecto importante del ejercicio moderado y constante es su impacto en la **fuerza muscular y ósea**.

Mantenerse activo regularmente mejora la densidad ósea y la fortaleza de los músculos, lo que es crucial para prevenir fracturas y caídas, especialmente en la vejez. Las personas que realizan ejercicios suaves pero continuos como caminar o practicar yoga experimentan menos pérdida de masa muscular con el tiempo, lo que les permite mantenerse móviles y activos incluso en edades avanzadas.

El **ejercicio moderado también promueve una mayor calidad del sueño**, y su impacto en la capacidad de conciliar un descanso profundo es ampliamente reconocido por estudios científicos. Las personas que se mantienen físicamente activas durante el día, ya sea a través de caminatas, trabajo en el jardín o actividades cotidianas que involucran movimiento, suelen experimentar un sueño más reparador durante la noche.

Esta mejora en la calidad del sueño se debe a varios factores que involucran tanto el cuerpo como la mente, ya que la actividad física regula los ciclos de sueño, disminuye el estrés y ayuda a que el cuerpo se relaje más fácilmente al final del día.

Una de las razones por las que el **ejercicio promueve un mejor sueño** es porque ayuda a reducir los niveles de estrés y ansiedad. El estrés crónico es uno de los principales factores que contribuyen a los problemas de sueño, como el insomnio. La actividad física moderada actúa como una vía para liberar la tensión acumulada, lo que permite que el cuerpo y la mente se relajen al final del día.

Además, el ejercicio promueve la producción de endorfinas, que son hormonas que mejoran el estado de ánimo y reducen la sensación de ansiedad. Este efecto calmante no solo mejora la capacidad de conciliar el sueño, sino que también permite un descanso más profundo y sin interrupciones.

El sueño reparador es fundamental para la salud general, ya que es el momento en que el cuerpo lleva a cabo procesos vitales de regeneración y recuperación. Durante el sueño profundo, el cuerpo trabaja para reparar los tejidos musculares dañados, fortalecer el sistema inmunológico y regular las hormonas que controlan el hambre y el metabolismo.

La falta de un sueño adecuado puede interferir con estos procesos, lo que aumenta el riesgo de enfermedades crónicas como la obesidad, la diabetes y las enfermedades cardíacas. Las personas que practican ejercicio moderado tienden a pasar más tiempo en las fases más profundas del sueño, lo que mejora estos procesos de recuperación.

Además, el ejercicio físico contribuye a regular los **ritmos circadianos**, que son los ciclos internos del cuerpo que controlan el sueño y la vigilia. La exposición a la luz natural y el movimiento durante el día ayudan a que el cuerpo establezca un ritmo circadiano saludable, lo que facilita quedarse dormido por la noche.

Las personas que llevan un estilo de vida activo a menudo experimentan menos dificultades para conciliar el sueño y menos despertares durante la noche, lo que resulta en una mayor eficiencia del sueño.

El beneficio del ejercicio sobre el sueño también tiene efectos acumulativos.

Cuanto más regular sea la actividad física, más se estabilizan los patrones de sueño, lo que puede llevar a una mejora continua en la calidad del descanso. Esto es especialmente importante para las personas mayores, quienes pueden experimentar más problemas de sueño debido a cambios naturales en los ritmos circadianos y la reducción de la actividad física diaria.

Al mantener un nivel constante de movimiento, incluso moderado, es posible contrarrestar algunos de estos efectos y disfrutar de un sueño más reparador.

Así que, el ejercicio moderado y constante es una herramienta poderosa para mantener una buena salud a lo largo de la vida. No solo mejora la función cardiovascular y metabólica, sino que también fortalece los músculos y los huesos, protege la salud mental y mejora la calidad del sueño.

La clave de su éxito radica en su sostenibilidad: al ser una parte natural de la vida diaria, este tipo de ejercicio no requiere grandes esfuerzos, pero ofrece grandes recompensas a largo plazo, contribuyendo a una vida más larga, saludable y plena.

La conexión entre la espiritualidad y la longevidad.

La conexión entre la espiritualidad y la longevidad es un tema que ha despertado un creciente interés en el ámbito de la ciencia y la salud. Numerosos estudios han demostrado que las personas que practican algún tipo de espiritualidad o tienen una creencia fuerte en algo más allá de lo material tienden a vivir más tiempo y con mejor calidad de vida.

Aunque los mecanismos exactos de esta conexión no están completamente comprendidos, hay varios factores clave que explican cómo la espiritualidad puede influir en la longevidad, tanto a nivel físico como emocional.

En primer lugar, la espiritualidad ofrece un sentido de propósito y significado en la vida, lo que se ha relacionado directamente con una mayor longevidad. En las Zonas Azules, como Okinawa, Japón, el concepto de "ikigai" (la razón para levantarse por la mañana) es fundamental para el bienestar emocional y la longevidad de sus habitantes.

Tener un propósito claro, ya sea religioso, espiritual o basado en una misión personal, ayuda a las personas a mantener un enfoque positivo, incluso en momentos difíciles, y les proporciona una razón para mantenerse activos y mentalmente comprometidos a lo largo de los años.

Este sentido de propósito y dirección se ha demostrado que reduce el estrés, uno de los principales factores que contribuyen a enfermedades crónicas y al envejecimiento prematuro.

La práctica espiritual también suele estar vinculada a rutinas diarias que favorecen la paz mental y el bienestar. Actividades como la oración, la meditación, el yoga o la reflexión personal ayudan a reducir los niveles de estrés y ansiedad.

Estas prácticas promueven la calma interior y ayudan a gestionar las emociones de una manera más equilibrada, lo que tiene un impacto directo en la salud física. El estrés crónico se ha relacionado con una serie de problemas de salud, incluidos trastornos cardíacos, hipertensión y enfermedades inmunológicas.

Al reducir el estrés, la espiritualidad actúa como un amortiguador contra estos factores de riesgo, promoviendo una vida más larga y saludable.

Además, las personas espirituales o religiosas suelen participar en comunidades de fe, lo que les proporciona una sólida red de apoyo social. El sentido de pertenencia y las relaciones interpersonales cercanas son componentes esenciales para una vida larga y saludable. Las comunidades de fe suelen ofrecer apoyo emocional, conexión social y oportunidades para el servicio, lo que refuerza los lazos entre los individuos y proporciona un sistema de apoyo sólido.

Las relaciones cercanas y significativas, tal como se ha observado en las Zonas Azules, no solo reducen el aislamiento y la soledad, sino que también promueven la longevidad al proporcionar una red que respalda a las personas en los momentos difíciles.

Otro aspecto crucial es que muchas prácticas espirituales promueven una vida equilibrada y moderada. Por ejemplo, los adventistas del séptimo día, en la Zona Azul de Loma Linda, en Estados Unidos, siguen una dieta mayormente vegetariana, evitan el alcohol y el tabaco.

Estas prácticas espirituales, que abogan por la moderación y el autocuidado, no solo protegen la salud física, sino que también promueven la longevidad. Las personas que siguen estas reglas tienden a tener un menor riesgo de enfermedades crónicas y disfrutan de una mejor calidad de vida.

La espiritualidad fomenta una actitud resiliente ante los desafíos de la vida, proporcionando a las personas una perspectiva más amplia y serena sobre el sufrimiento y las dificultades. Aquellos que practican alguna forma de espiritualidad, ya sea a través de la religión o de una búsqueda personal de significado, tienden a ver los problemas y los momentos difíciles como oportunidades de crecimiento y aprendizaje en lugar de obstáculos insuperables.

Esta capacidad de enfrentar las adversidades con calma y fortaleza se debe a varias razones clave que están profundamente conectadas con la naturaleza de la espiritualidad.

En primer lugar, la **espiritualidad ofrece un marco de comprensión** que ayuda a las personas a contextualizar el sufrimiento dentro de una narrativa más grande. En muchas tradiciones espirituales y religiosas, el sufrimiento no se ve como un castigo o un evento negativo sin sentido, sino como una parte integral de la vida que tiene un propósito.

Esta creencia permite a los individuos enfrentar las dificultades con mayor aceptación, sabiendo que estas experiencias, aunque dolorosas, pueden llevar a una mayor comprensión, empatía y crecimiento personal. Por ejemplo, en el cristianismo, el sufrimiento a menudo se asocia con la redención o el desarrollo espiritual, mientras que en el budismo se considera una oportunidad para practicar la compasión y el no-apego.

Además, la espiritualidad brinda una **sensación de conexión con algo más grande** que uno mismo, ya sea una deidad, el universo o una fuerza espiritual trascendental. Esta creencia de que hay un propósito más elevado detrás de la vida y sus desafíos proporciona un sentido de consuelo y estabilidad emocional.

Las personas espirituales tienden a sentir que no están solas en su lucha y que, de alguna manera, lo que enfrentan tiene un significado que puede no ser visible de inmediato, pero que es parte de un plan más amplio.

Esta creencia fomenta una actitud resiliente porque reduce la sensación de desesperanza y pérdida de control que a menudo acompaña a las crisis personales.

La práctica de la espiritualidad también suele incluir métodos efectivos para gestionar el estrés, como la meditación, la oración o la reflexión. Estas actividades promueven la calma interior y permiten a las personas procesar sus emociones de manera más equilibrada.

La capacidad de conectar con uno mismo o con una fuerza superior a través de estas prácticas genera una sensación de paz y aceptación que es crucial para enfrentar situaciones difíciles.

Además, estos momentos de introspección permiten a las personas observar sus problemas desde una perspectiva más serena y objetiva, lo que les ayuda a evitar reacciones impulsivas o destructivas ante el sufrimiento.

Otro aspecto importante es que la espiritualidad a menudo fomenta la **práctica de la gratitud** y el enfoque en lo positivo, incluso en medio de la adversidad. Muchas personas espirituales desarrollan la capacidad de encontrar significado en las pequeñas cosas de la vida, lo que les ayuda a mantener una actitud positiva incluso en tiempos de dificultad.

Este enfoque en la gratitud permite a los individuos reconocer que, a pesar de los desafíos, siempre hay algo valioso por lo que sentirse agradecidos, lo que les ayuda a sobrellevar mejor los momentos de crisis.

La **resiliencia espiritual** también está profundamente conectada con la fe en una existencia más allá de la vida física o en un propósito trascendental que otorga sentido a la vida. Esta creencia reduce el miedo al sufrimiento y, en particular, el miedo a la muerte, que es una de las mayores fuentes de ansiedad humana.

Al entender la muerte como parte de un ciclo o como una transición hacia algo más, las personas espirituales experimentan menos ansiedad frente a su propia mortalidad, lo que les permite vivir con mayor serenidad y aceptar los desafíos como parte natural de la existencia.

Finalmente, la **comunidad espiritual** juega un papel fundamental en el desarrollo de la resiliencia. Las personas que participan en comunidades de fe a menudo tienen una red sólida de apoyo emocional y práctico a la que recurrir durante los momentos difíciles.

Esta red proporciona consuelo, comprensión y ayuda cuando más se necesita, lo que facilita la superación de los desafíos. La sensación de pertenecer a una comunidad que comparte las mismas creencias y valores también refuerza la resiliencia personal, ya que las personas no se sienten aisladas en su sufrimiento.

Ya sea a través de la creencia en una vida más allá de la muerte o en la existencia de un propósito más elevado, esta perspectiva reduce la ansiedad y el miedo ante la muerte, lo que puede generar una mayor paz interior y estabilidad emocional. Las personas que manejan el estrés y la adversidad de manera más efectiva tienden a tener menos problemas de salud y, por lo tanto, una vida más larga.

En síntesis, la **conexión entre la espiritualidad y la longevidad** es multifacética. La espiritualidad proporciona un sentido de propósito, promueve la reducción del estrés, fomenta relaciones sociales cercanas y aboga por un estilo de vida moderado, todos ellos factores que están relacionados con una mayor esperanza de vida.

Al integrar prácticas espirituales en la vida cotidiana, ya sea a través de la fe religiosa o de un sentido personal de conexión con algo más grande, es posible mejorar la salud emocional, mental y física, lo que puede resultar en una vida más larga, plena y equilibrada.

El descanso adecuado como parte esencial del bienestar.

El descanso adecuado es una parte esencial del bienestar físico, mental y emocional, y desempeña un papel fundamental en el mantenimiento de una vida saludable. A menudo subestimado en las sociedades modernas, donde el ritmo acelerado y las responsabilidades diarias ocupan el primer plano, el descanso es el momento en que el cuerpo y la mente se regeneran, permitiendo que ambos funcionen de manera óptima.

La falta de descanso suficiente no solo afecta la energía diaria y el estado de ánimo, sino que también está vinculada a una serie de problemas de salud graves, como enfermedades cardíacas, trastornos metabólicos y debilitamiento del sistema inmunológico.

Uno de los aspectos más importantes del descanso es el sueño reparador. Durante el sueño, el cuerpo entra en un estado de regeneración profunda. En las fases más profundas del sueño, conocidas como sueño de ondas lentas y sueño REM (movimiento ocular rápido), el cuerpo repara tejidos, fortalece los músculos, consolida la memoria y equilibra las hormonas que regulan el hambre, el estrés y el metabolismo.

Un descanso inadecuado o interrumpido puede interferir en estos procesos, lo que lleva a una disminución en la capacidad de concentración, la toma de decisiones y el manejo emocional. A largo plazo, la falta de sueño adecuado se asocia con un mayor riesgo de desarrollar enfermedades crónicas, como la diabetes tipo 2, la hipertensión y los problemas cardiovasculares.

El descanso mental es igualmente crucial para el bienestar. En el mundo actual, muchas personas experimentan sobrecarga cognitiva debido al exceso de estímulos, ya sea a través del trabajo, las redes sociales o la tecnología. Esto puede causar fatiga mental, una condición en la que el cerebro tiene dificultades para procesar la información y mantener el enfoque.

Al descansar, la mente tiene la oportunidad de desconectarse de las demandas diarias, lo que permite que las funciones cognitivas se restablezcan y que el cerebro procese la información de manera más eficiente.

Actividades como la meditación, la lectura recreativa o simplemente pasar tiempo en la naturaleza pueden ser formas efectivas de descansar la mente, reduciendo el estrés y mejorando la claridad mental.

Además, el descanso adecuado ayuda a mantener el equilibrio emocional. Las personas que descansan bien son más capaces de gestionar el estrés y las emociones difíciles. La falta de descanso, por otro lado, puede aumentar los niveles de irritabilidad, ansiedad y depresión, ya que el cuerpo y la mente no tienen el tiempo necesario para recuperarse de las tensiones del día a día.

Esto crea un ciclo negativo en el que el estrés acumulado afecta la calidad del sueño, lo que a su vez impacta la capacidad para enfrentar los desafíos emocionales, agravando así el malestar general. Tomarse el tiempo para descansar, tanto a través del sueño como mediante pausas conscientes durante el día, es fundamental para mantener una salud emocional estable y mejorar la resiliencia ante las dificultades de la vida.

El descanso físico, más allá del sueño, también es vital para el bienestar. Después de un ejercicio físico o una actividad intensa, el cuerpo necesita tiempo para recuperarse y sanar. Los músculos, las articulaciones y los tejidos conectivos reparan cualquier daño y se fortalecen durante el reposo.

Este proceso de recuperación es esencial para evitar lesiones, mejorar el rendimiento físico y mantener la flexibilidad y la resistencia a largo plazo. Aquellos que practican ejercicio regularmente deben asegurarse de integrar períodos de descanso en su rutina, ya que el sobre-entrenamiento puede llevar a fatiga crónica, disminución de la capacidad inmunológica y un mayor riesgo de lesiones.

En muchas culturas, el descanso se considera un componente central del bienestar integral. En las Zonas Azules, donde las personas viven más tiempo y con mejor salud, se ha observado que el descanso adecuado es una práctica habitual.

En Icaria, Grecia, por ejemplo, es común que las personas tomen siestas durante el día, lo que les permite recuperar energía y reducir el estrés. Esta costumbre está asociada con una menor incidencia de enfermedades cardíacas y una mejor salud mental. De manera similar, en Loma Linda,

El descanso consciente también es una herramienta poderosa para mejorar la productividad y la creatividad. Las pausas regulares durante el día, incluso de solo unos minutos, pueden ayudar a prevenir la fatiga mental y mejorar el rendimiento en tareas cognitivas. A menudo, las mejores ideas surgen durante momentos de descanso o cuando se está desconectado de una tarea en particular.

Esto se debe a que, durante el descanso, el cerebro continúa procesando información de manera subconsciente, lo que facilita la resolución de problemas y la generación de nuevas ideas.

En definitiva, el descanso adecuado es una piedra angular del bienestar integral, que afecta todas las áreas de la salud: física, mental y emocional.

Desde el sueño profundo que regenera el cuerpo hasta las pausas diarias que permiten descansar la mente, el descanso es un proceso activo de restauración que mejora la capacidad de enfrentar los desafíos diarios y promueve una vida más equilibrada y saludable. Incorporar el descanso como una parte fundamental del estilo de vida es esencial para vivir una vida plena, con más energía, mejor salud y mayor bienestar general.

Capítulo 3.
Cómo Vivir más y Mejor: Lecciones desde las Zonas Azules

Cómo Vivir más y Mejor: Lecciones desde las Zonas Azules explora los secretos de longevidad de las comunidades más saludables y longevas del mundo, conocidas como las Zonas Azules.

Estas áreas, repartidas en regiones tan diversas como Icaria en Grecia, Okinawa en Japón, Nicoya en Costa Rica, Cerdeña en Italia y Loma Linda en Estados Unidos, son ejemplos de cómo el estilo de vida y los hábitos diarios influyen de manera significativa en la longevidad y la calidad de vida.

A partir de estudios científicos y observaciones, estas comunidades ofrecen valiosas lecciones sobre cómo vivir más tiempo y mejor, que pueden ser aplicadas en cualquier contexto, independientemente de la ubicación geográfica.

Una de las lecciones más importantes que se puede aprender de las Zonas Azules es la importancia de una alimentación saludable basada en plantas. En estas regiones, las personas consumen dietas ricas en frutas, verduras, legumbres y granos enteros, con muy poca carne y productos procesados.

Los alimentos de origen vegetal, que son ricos en antioxidantes, fibra y nutrientes esenciales, contribuyen a una mejor salud cardíaca, un metabolismo más eficiente y una reducción del riesgo de enfermedades crónicas como el cáncer y la diabetes.

En Okinawa, por ejemplo, el tofu, el pescado y las batatas moradas son alimentos básicos que han demostrado ser efectivos para prolongar la vida. La moderación también es clave en estas comunidades, donde se practica la restricción calórica y se come hasta estar aproximadamente un 80% lleno, una costumbre conocida como "hara hachi bu" en Okinawa.

Otra lección clave es el ejercicio moderado y constante, que en las Zonas Azules forma parte de la vida cotidiana en lugar de ser una actividad separada. Las personas en estas regiones no necesariamente realizan ejercicios intensos en gimnasios, sino que integran el movimiento en sus rutinas diarias a través de actividades como caminar, trabajar en el jardín o realizar tareas domésticas.

Esta actividad física regular, pero no extenuante, fortalece el corazón, los músculos y los huesos, y también mejora la salud mental, al reducir el estrés y la ansiedad.

En Cerdeña, los pastores sardos caminan largas distancias por terrenos montañosos, lo que les ayuda a mantenerse activos y saludables durante toda su vida.

El sentido de comunidad es otro pilar fundamental en las Zonas Azules. Las relaciones interpersonales profundas y el apoyo social juegan un papel crucial en el bienestar emocional y la longevidad. En todas estas regiones, las personas viven rodeadas de familiares, amigos y vecinos con quienes mantienen vínculos estrechos y significativos.

Estas redes sociales proporcionan una sensación de pertenencia y seguridad emocional, lo que reduce el estrés y mejora la salud mental. En Okinawa, los "moai," grupos de amigos cercanos que se apoyan mutuamente durante toda la vida, son un ejemplo de cómo las relaciones personales pueden ser una fuente de bienestar y longevidad.

La investigación ha demostrado que las personas con fuertes conexiones sociales tienen una mayor esperanza de vida y menos probabilidades de sufrir enfermedades relacionadas con el estrés.

Además, el sentido de propósito es una característica compartida por los habitantes de las Zonas Azules. Tener una razón clara para levantarse cada mañana, ya sea en forma de "ikigai" en Japón o "plan de vida" en Nicoya, Costa Rica, les proporciona motivación, resiliencia y una mayor satisfacción con la vida.

Este sentido de propósito no solo ayuda a las personas a mantenerse mentalmente activas y comprometidas, sino que también está asociado con una mayor longevidad. Aquellos que sienten que tienen un propósito suelen ser más proactivos en el cuidado de su salud y son más capaces de superar los desafíos emocionales y físicos.

El manejo del estrés también es una lección fundamental que se puede aprender de las Zonas Azules. El estrés crónico es un factor que contribuye al envejecimiento prematuro y a una variedad de problemas de salud. En estas regiones longevas, las personas adoptan prácticas regulares que les permiten relajarse y desconectar de las tensiones diarias.

En Icaria, Grecia, por ejemplo, es común que las personas tomen siestas diarias, lo que ayuda a reducir el estrés y mejora la función cardiovascular. En Loma Linda, los adventistas del séptimo día observan el sabbat, un día completo de descanso que dedican a la reflexión, la oración y la comunidad, lo que contribuye a su bienestar general.

Finalmente, las Zonas Azules también enseñan la importancia de vivir en equilibrio con la naturaleza. En estas comunidades, las personas suelen cultivar sus propios alimentos, lo que no solo garantiza que consuman productos frescos y nutritivos, sino que también les permite mantenerse conectados con el entorno natural.

El contacto regular con la naturaleza tiene múltiples beneficios para la salud, incluidos la reducción del estrés, la mejora del estado de ánimo y el fortalecimiento del sistema inmunológico.

Hábitos saludables en la rutina diaria.

Hábitos saludables en la rutina diaria son la base de una vida plena, equilibrada y longeva. La incorporación de prácticas sencillas, pero consistentes, en el día a día puede transformar significativamente la salud física, mental y emocional a lo largo del tiempo.

A menudo, estos hábitos no requieren grandes esfuerzos ni cambios radicales, sino una serie de pequeñas acciones que, repetidas de manera regular, promueven el bienestar y previenen enfermedades.

Las personas que viven en las Zonas Azules, áreas del mundo donde se alcanza una longevidad excepcional, son un ejemplo claro de cómo los hábitos cotidianos tienen un impacto profundo en la salud.

Uno de los pilares fundamentales de los hábitos saludables es la alimentación equilibrada.

La mayoría de las personas longevas adoptan una dieta rica en alimentos naturales y mínimamente procesados, priorizando el consumo de frutas, verduras, legumbres y granos enteros.

Estos alimentos no solo proporcionan los nutrientes esenciales que el cuerpo necesita, sino que también son ricos en antioxidantes y fibra, lo que ayuda a reducir el riesgo de enfermedades crónicas como la diabetes, el cáncer y los problemas cardíacos.

Incorporar alimentos frescos y de temporada en la dieta diaria, reducir el consumo de productos ultraprocesados y limitar el azúcar y las grasas saturadas son cambios simples que pueden tener un impacto notable en la salud a largo plazo.

Además, como dijimos antes, la moderación es clave; aprender a comer hasta sentirse satisfecho, pero no excesivamente lleno, como lo hacen en Okinawa con la práctica del "hara hachi bu," es una estrategia efectiva para controlar el peso y evitar el estrés digestivo.

Otro hábito esencial es la actividad física regular. Mantenerse activo no necesariamente implica entrenamientos intensos o sesiones prolongadas en el gimnasio. En cambio, las actividades físicas moderadas, como caminar, andar en bicicleta, hacer tareas domésticas o trabajar en el jardín, pueden ser igualmente beneficiosas si se realizan de manera constante.

La actividad física diaria ayuda a mantener el corazón sano, fortalece los músculos y los huesos, mejora la flexibilidad y regula el metabolismo. Además, el ejercicio tiene efectos positivos en la salud mental, ya que reduce los niveles de estrés, mejora el estado de ánimo y combate la depresión.

Los habitantes de las Zonas Azules, como los pastores sardos en Cerdeña, Italia, ejemplifican cómo el movimiento regular a través de actividades cotidianas es una herramienta poderosa para vivir más y mejor.

El descanso adecuado también es un componente fundamental de una rutina saludable. Dormir entre siete y nueve horas por noche permite que el cuerpo y la mente se regeneren, lo que es crucial para el bienestar general. El sueño de calidad no solo ayuda a reparar los tejidos y fortalecer el sistema inmunológico, sino que también mejora las funciones cognitivas, como la memoria y la toma de decisiones.

Las personas que descansan adecuadamente tienen más energía durante el día, son más productivas y experimentan menos problemas de salud mental. Además del sueño nocturno, tomar breves descansos durante la jornada laboral, practicar la meditación o simplemente desconectar de las pantallas también contribuye a reducir la fatiga mental y mejorar el rendimiento.

El manejo del estrés es otro aspecto clave en la adopción de hábitos saludables. El estrés crónico es uno de los mayores factores que contribuyen a la aparición de enfermedades físicas y mentales.

Desarrollar estrategias para gestionar el estrés, como la meditación, la respiración profunda, el yoga o simplemente dedicar tiempo a hobbies y actividades placenteras, es esencial para mantener el equilibrio emocional y reducir la tensión en el cuerpo. En Icaria, Grecia, la vida relajada y las siestas regulares son ejemplos de cómo reducir el ritmo diario puede tener efectos positivos en la salud.

Las relaciones interpersonales juegan un papel importante en la salud y el bienestar. Las personas con relaciones sociales fuertes tienden a ser más felices, tienen menos problemas de salud mental y disfrutan de una vida más larga.

Mantener conexiones con amigos, familiares y colegas fomenta el apoyo emocional, reduce la soledad y ofrece una red de seguridad durante momentos difíciles. El simple hecho de dedicar tiempo para interactuar con los demás, ya sea en persona o a través de la tecnología, es un hábito que promueve el bienestar emocional y contribuye a la longevidad.

En Okinawa, Japón, el "moai" es una práctica cultural que fomenta la creación de grupos cercanos de apoyo que duran toda la vida, lo que ha sido clave para su longevidad y bienestar.

Finalmente, el sentido de propósito es un hábito mental que no debe subestimarse. Tener una razón clara para levantarse cada día, ya sea un proyecto personal, el cuidado de la familia o contribuir a la comunidad, ofrece una motivación poderosa para mantenerse activo y comprometido con la vida. Las personas que tienen un propósito suelen experimentar menos estrés y son más resilientes frente a las adversidades.

En Nicoya, Costa Rica, la idea del "plan de vida" es un reflejo de cómo el propósito impulsa una vida más plena y satisfactoria.

En conclusión, adoptar hábitos saludables en la rutina diaria es una estrategia efectiva para mejorar la calidad de vida y aumentar la longevidad. Pequeños cambios, como comer de manera más equilibrada, moverse regularmente, descansar adecuadamente, manejar el estrés, mantener relaciones significativas y tener un propósito claro, pueden marcar una gran diferencia en la salud general.

Estas lecciones, extraídas de las comunidades más longevas del mundo, demuestran que el bienestar no se alcanza a través de grandes transformaciones, sino mediante la constancia en los hábitos diarios que promueven el equilibrio físico, mental y emocional.

La reducción del estrés y sus efectos en la vida prolongada.

La reducción del estrés juega un papel fundamental en la promoción de una vida prolongada y saludable, ya que el estrés crónico es uno de los principales factores que contribuyen al deterioro físico y mental. Aunque el estrés es una respuesta natural del cuerpo ante desafíos o amenazas, cuando se prolonga en el tiempo sin un manejo adecuado, puede tener efectos devastadores sobre la salud.

Las investigaciones muestran que el estrés prolongado está relacionado con una mayor incidencia de enfermedades cardiovasculares, hipertensión, diabetes, depresión y un sistema inmunológico debilitado. Por tanto, aprender a gestionar y reducir el estrés es esencial para quienes buscan no solo vivir más tiempo, sino hacerlo con una mejor calidad de vida.

El **estrés crónico** provoca una respuesta constante en el sistema nervioso simpático, lo que lleva a la liberación de hormonas como el cortisol y la adrenalina. Si bien estas hormonas son útiles en situaciones de emergencia a corto plazo, cuando se liberan de manera continua, pueden causar un daño significativo al cuerpo.

El cortisol elevado durante largos periodos contribuye al aumento de la presión arterial, la acumulación de grasa abdominal, la resistencia a la insulina y el debilitamiento del sistema inmunológico, lo que aumenta el riesgo de enfermedades crónicas.

Además, el estrés crónico afecta la salud mental, provocando ansiedad, insomnio, agotamiento y una mayor propensión a la depresión.

Las personas que viven en las Zonas Azules, áreas del mundo donde la longevidad es más común, han demostrado que la reducción del estrés es una estrategia clave para vivir más tiempo y con mejor salud. En estas regiones, los habitantes practican formas naturales y efectivas de manejar el estrés como parte de su vida cotidiana.

En Icaria, Grecia, por ejemplo, es habitual tomar siestas diarias, una costumbre que no solo mejora el descanso físico, sino que también reduce el estrés y los niveles de presión arterial, contribuyendo a una mejor salud cardiovascular. Este tipo de descanso planificado permite al cuerpo relajarse y recuperarse de las tensiones diarias, lo que a largo plazo ayuda a mantener el corazón y los vasos sanguíneos en buen estado.

La pausa semanal para relajarse y reflexionar es una forma efectiva de reducir el estrés acumulado y restaurar la energía, lo que tiene un impacto positivo en la longevidad.

Otro factor clave en la reducción del estrés es la **conexión social**. Las personas que mantienen fuertes lazos con familiares, amigos y la comunidad suelen tener menores niveles de estrés y, por lo tanto, disfrutan de una mayor esperanza de vida. Las relaciones interpersonales actúan como una red de apoyo emocional, brindando consuelo y seguridad durante momentos difíciles.

Las conexiones sociales no solo promueven el bienestar emocional, sino que también protegen contra las enfermedades relacionadas con el estrés.

La práctica de la meditación y la espiritualidad también ha demostrado ser una forma eficaz de reducir el estrés. La meditación, la oración y otras formas de reflexión interior permiten que la mente y el cuerpo entren en un estado de calma, lo que disminuye la liberación de cortisol y mejora la salud emocional.

Muchas personas longevas atribuyen su bienestar a una vida espiritual activa, donde las creencias religiosas o filosóficas les proporcionan un sentido de propósito y les ayudan a encontrar paz interior, incluso en momentos difíciles.

En Icaria y Okinawa, la espiritualidad juega un papel crucial en la capacidad de las personas para enfrentar las dificultades sin dejarse llevar por el estrés.

Además de estas estrategias, el contacto con la naturaleza es otro factor que contribuye a la reducción del estrés y, en última instancia, a una vida prolongada. Pasar tiempo al aire libre, rodeado de la naturaleza, ha demostrado tener efectos calmantes en el sistema nervioso, reduciendo la presión arterial y promoviendo una sensación de bienestar.

En Nicoya, Costa Rica, los habitantes suelen trabajar en sus tierras y pasar gran parte de su tiempo al aire libre, lo que no solo les mantiene activos físicamente, sino que también les permite disfrutar de los beneficios relajantes del entorno natural.

El contacto con la naturaleza ayuda a reducir el estrés, mejora el estado de ánimo y proporciona una sensación de conexión con el entorno, lo que contribuye a una mayor satisfacción con la vida.

La moderación como principio de vida.

La moderación como principio de vida es un enfoque esencial para mantener la salud, el bienestar y la longevidad. Este concepto se encuentra en el corazón de muchas filosofías de vida y tradiciones culturales que promueven el equilibrio, la satisfacción y la prevención de los excesos.

La moderación implica evitar los extremos, ya sea en la alimentación, el trabajo, el ocio o el consumo de recursos, y buscar un punto medio en el que se logre armonía en todos los aspectos de la vida. En las Zonas Azules, donde las personas viven más tiempo y disfrutan de una mejor calidad de vida, la moderación es un pilar central en sus hábitos diarios.

Una de las áreas donde la moderación es más evidente y efectiva es en la alimentación. En lugar de consumir grandes cantidades de alimentos o comer de manera impulsiva, las personas que practican la moderación se enfocan en porciones más pequeñas y equilibradas, lo que contribuye a una mejor digestión y a una vida más saludable.

Este hábito previene el exceso de calorías y ayuda a mantener un peso saludable, reduciendo el riesgo de obesidad y las enfermedades crónicas asociadas, como la diabetes y los problemas cardiovasculares. Esta práctica de moderación en la comida también favorece el metabolismo y contribuye a una mayor longevidad.

La moderación en la alimentación también implica elegir alimentos que sean naturales, frescos y ricos en nutrientes, pero sin caer en la privación o en dietas estrictas. En las Zonas Azules, las dietas basadas en plantas, que incluyen una variedad de frutas, verduras, legumbres y granos enteros, son un ejemplo de cómo la moderación puede aplicarse en la selección de alimentos.

Estos habitantes consumen carne y productos procesados solo en pequeñas cantidades o en ocasiones especiales, lo que les permite mantener una dieta rica en nutrientes sin los riesgos asociados al consumo excesivo de alimentos poco saludables. Este enfoque moderado no solo es beneficioso para el cuerpo, sino que también fomenta una relación más consciente y equilibrada con la comida.

Además de la alimentación, la moderación en el trabajo es crucial para mantener un estilo de vida saludable. El estrés relacionado con el exceso de trabajo es uno de los factores que más afecta negativamente a la salud física y mental en la sociedad moderna.

Las personas que no practican la moderación en su vida laboral a menudo enfrentan agotamiento, ansiedad y problemas de salud como hipertensión o enfermedades del corazón. En las Zonas Azules, sin embargo, el trabajo se integra de manera equilibrada con el descanso y el ocio.

Los habitantes de Icaria, Grecia, y Nicoya, Costa Rica, por ejemplo, practican un estilo de vida donde el trabajo no domina sus vidas, sino que se equilibra con momentos de relajación, interacción social y actividades recreativas. Esta moderación en la vida laboral permite que el cuerpo y la mente se recuperen, lo que reduce el estrés y promueve una mayor longevidad.

El equilibrio entre actividad y descanso es otro aspecto en el que la moderación juega un papel fundamental. El ejercicio físico es vital para mantener una buena salud, pero el exceso de actividad puede ser tan perjudicial como la falta de movimiento. En las Zonas Azules, las personas practican actividades físicas moderadas de manera constante, como caminar, realizar tareas domésticas o trabajar en el jardín, lo que les permite mantenerse activos sin sobrecargar el cuerpo.

La moderación en el ejercicio ayuda a prevenir lesiones, mejora la salud cardiovascular y mantiene los músculos y huesos fuertes. Al mismo tiempo, el descanso es igualmente valorado. Tomarse el tiempo para descansar, dormir bien y desconectarse de las obligaciones diarias es esencial para una recuperación adecuada y un bienestar general.

La moderación en el consumo de recursos también es un principio que contribuye a la sostenibilidad y a un estilo de vida equilibrado. En lugar de consumir de manera desenfrenada y sin considerar el impacto a largo plazo, las personas que practican la moderación adoptan un enfoque más consciente y responsable en el uso de los recursos.

Esto no solo tiene beneficios para el medio ambiente, sino que también reduce el estrés financiero y la ansiedad asociada con el consumismo. En las Zonas Azules, las personas tienden a vivir de manera más sencilla y autosuficiente, cultivando sus propios alimentos y compartiendo recursos con la comunidad, lo que les permite disfrutar de una vida plena sin caer en los excesos materiales.

El equilibrio emocional es otro aspecto fundamental de la moderación como principio de vida. Las personas que practican la moderación emocional saben cómo gestionar sus emociones sin ser dominadas por ellas.

No se dejan llevar por la ira, la ansiedad o la tristeza de manera excesiva, ni tampoco reprimen sus emociones hasta el punto de sentirse desconectados. En lugar de oscilar entre los extremos emocionales, las personas moderadas mantienen un enfoque sereno y equilibrado ante los desafíos de la vida.

Este control emocional es clave para el bienestar mental y para mantener relaciones saludables con los demás.

Finalmente, la moderación en el ritmo de vida es esencial para lograr un bienestar integral. Vivimos en una era en la que todo parece moverse a una velocidad vertiginosa, lo que genera un estrés constante. Las personas que adoptan un enfoque moderado hacia la vida saben cómo desacelerar, disfrutar del presente y evitar el agotamiento causado por un estilo de vida acelerado.

En las Zonas Azules, se valora el tiempo para relajarse, pasar tiempo con la familia y los amigos, y disfrutar de actividades simples como una conversación, una comida compartida o un paseo al aire libre. Este ritmo de vida más tranquilo y equilibrado no solo reduce el estrés, sino que también favorece una vida más longeva y saludable.

La relación entre propósito de vida y longevidad.

La relación entre propósito de vida y longevidad es un vínculo que ha sido estudiado en diversas investigaciones científicas, y se ha demostrado que tener un sentido claro de propósito puede tener un impacto significativo en la extensión y calidad de la vida.

El propósito de vida se refiere a una razón personal, profunda y significativa para vivir, que da dirección y significado a las acciones diarias. Este sentido de propósito actúa como una fuente de motivación constante que ayuda a las personas a mantenerse activas, resilientes y comprometidas con su entorno, lo cual tiene efectos positivos en la salud física, mental y emocional.

En las Zonas Azules, donde las personas tienen una esperanza de vida extraordinaria, el propósito de vida es un factor común que contribuye a su longevidad. En Okinawa, Japón, los habitantes se refieren a este concepto como "ikigai," que literalmente significa "la razón de levantarse por la mañana." Para los okinawenses, tener un ikigai es crucial para mantener una vida activa y saludable.

Ya sea el cuidado de la familia, la participación en la comunidad o el compromiso con un proyecto personal, esta razón de ser les impulsa a seguir adelante, incluso en edades avanzadas. En Nicoya, Costa Rica, se utiliza el término "plan de vida" para describir el propósito que guía la existencia de las personas y les proporciona una base emocional estable que, según los estudios, contribuye a una mayor longevidad.

El propósito de vida tiene un impacto directo en la longevidad porque influye en varias áreas clave del bienestar. En primer lugar, las personas con un fuerte sentido de propósito tienden a tener mejor salud física. Al tener una razón clara para vivir, estas personas suelen cuidar mejor de su cuerpo y toman decisiones más saludables a lo largo de su vida.

Son más propensas a mantener una dieta equilibrada, hacer ejercicio regularmente y evitar hábitos dañinos como el consumo excesivo de alcohol o el tabaco. Además, el propósito les motiva a mantenerse activos física y mentalmente, lo que favorece la salud del corazón, fortalece los músculos y mantiene la agudeza mental.

Desde un punto de vista emocional, el propósito de vida ayuda a las personas a enfrentar mejor los desafíos y las adversidades. Aquellos que sienten que su vida tiene un significado profundo son más resilientes ante el estrés y las dificultades, lo que reduce el impacto negativo del estrés crónico en su salud.

El estrés prolongado es conocido por ser un factor importante en el desarrollo de enfermedades como la hipertensión, los problemas cardíacos y los trastornos inmunológicos. Sin embargo, las personas con un fuerte sentido de propósito tienen una mayor capacidad para adaptarse a situaciones difíciles, lo que les permite manejar el estrés de manera más efectiva y proteger su salud. Este sentido de resiliencia también promueve la estabilidad emocional, lo que contribuye a una vida más equilibrada y satisfactoria.

En términos sociales, las personas con un propósito de vida tienden a establecer y mantener relaciones más significativas y profundas. El propósito no solo las impulsa a actuar en beneficio propio, sino que a menudo está vinculado con el deseo de contribuir a los demás y a la comunidad. Este sentido de contribución fortalece los lazos sociales, lo que tiene efectos positivos en la salud mental y emocional.

Las conexiones sociales cercanas, como las que se observan en las Zonas Azules, no solo proporcionan apoyo emocional, sino que también contribuyen a una mayor satisfacción con la vida y a una reducción de la soledad y el aislamiento, factores que suelen estar relacionados con una mayor mortalidad.

Además, el propósito de vida está relacionado con la salud cognitiva a largo plazo. Las personas que encuentran sentido en su vida y se mantienen activas mentalmente tienen menos probabilidades de desarrollar enfermedades neurodegenerativas como el Alzheimer o la demencia.

El compromiso constante con una tarea significativa, ya sea intelectual, social o física, mantiene el cerebro activo y estimulado, lo que protege las funciones cognitivas. Este efecto protector del propósito de vida sobre la salud mental y cognitiva es una razón clave por la cual muchas personas longevas en las Zonas Azules logran mantenerse mentalmente ágiles y con buena memoria incluso en la vejez.

El impacto del propósito de vida no se limita solo a los aspectos físicos y emocionales. La espiritualidad también juega un papel importante en cómo el propósito de vida influye en la longevidad. Muchas personas encuentran su propósito a través de la fe o la espiritualidad, lo que les proporciona una base sólida de creencias que les ayuda a lidiar con el sufrimiento y la incertidumbre.

Tener una perspectiva trascendental sobre la vida y la muerte puede reducir el miedo a la mortalidad y proporcionar una sensación de paz interior que contribuye a una vida más larga y equilibrada.

Finalmente, el propósito de vida ofrece una motivación intrínseca para seguir aprendiendo y creciendo, incluso en edades avanzadas. Las personas que sienten que tienen un propósito claro tienden a adoptar una mentalidad de crecimiento, donde están abiertas a nuevas experiencias y dispuestas a seguir desarrollándose personal y profesionalmente.

Este enfoque no solo mejora la calidad de vida, sino que también contribuye a mantener la curiosidad y el entusiasmo por la vida, dos factores que se han asociado con una mayor longevidad.

Capítulo 4.
Hábitos que Aumentan tu Esperanza de Vida

Los hábitos que aumentan tu esperanza de vida están directamente relacionados con las prácticas cotidianas que promueven la salud física, mental y emocional a lo largo del tiempo. Estos hábitos, cuando se integran de manera constante en la rutina diaria, pueden marcar una diferencia significativa en la longevidad y la calidad de vida.

En las Zonas Azules, donde las personas disfrutan de vidas más largas y saludables, se han identificado varios hábitos clave que contribuyen a una mayor esperanza de vida. Estos hábitos no requieren cambios drásticos, sino ajustes sostenibles que pueden ser adoptados por cualquier persona en cualquier lugar del mundo.

Uno de los hábitos más importantes para aumentar la esperanza de vida es mantener una dieta equilibrada y basada en plantas. Las investigaciones han demostrado que una alimentación rica en frutas, verduras, legumbres, granos enteros y frutos secos está asociada con una menor incidencia de enfermedades crónicas, como enfermedades cardíacas, diabetes y cáncer.

Las personas que siguen una dieta mayoritariamente vegetal consumen alimentos llenos de nutrientes, antioxidantes y fibra, los cuales ayudan a proteger el cuerpo del daño celular y promueven una digestión saludable.

En las Zonas Azules, como Okinawa, Japón, y Nicoya, Costa Rica, las personas comen porciones moderadas de alimentos frescos y locales, con un consumo limitado de carne y productos procesados.

El ejercicio regular y moderado es otro hábito fundamental para aumentar la esperanza de vida. A diferencia de las sociedades modernas, donde el ejercicio a menudo se ve como una actividad estructurada en un gimnasio, en las Zonas Azules las personas se mantienen activas de manera natural a lo largo del día.

Caminar, andar en bicicleta, trabajar en el jardín o realizar tareas domésticas son formas de movimiento constante que no solo fortalecen el cuerpo, sino que también mejoran la salud cardiovascular y mantienen la movilidad durante más años.

La actividad física moderada reduce el riesgo de obesidad, enfermedades cardíacas y diabetes, al mismo tiempo que mejora el estado de ánimo y reduce el estrés. Mantenerse activo de manera regular no solo ayuda a prolongar la vida, sino que también mejora la calidad de esa vida al mantener la independencia y la capacidad funcional a medida que se envejece.

El manejo del estrés es otro componente esencial en los hábitos de vida que promueven la longevidad. El estrés crónico está relacionado con una amplia variedad de problemas de salud, que van desde enfermedades cardiovasculares hasta trastornos del sistema inmunológico.

Aprender a manejar el estrés a través de prácticas como la meditación, la respiración profunda, el yoga o simplemente tomando descansos regulares es crucial para mantener el cuerpo y la mente en equilibrio. En Icaria, Grecia, por ejemplo, las personas disfrutan de una vida tranquila donde las siestas diarias son comunes, lo que ayuda a reducir la presión arterial y mejora la salud cardiovascular.

En Loma Linda, California, los adventistas del séptimo día dedican un día completo a la semana al descanso y la reflexión espiritual, lo que les ayuda a desconectarse del estrés y concentrarse en su bienestar personal.

El descanso adecuado, particularmente el sueño reparador, es un hábito que no debe subestimarse en su impacto sobre la longevidad. Dormir entre siete y nueve horas por noche permite que el cuerpo y la mente se regeneren, lo que es vital para la salud general.

Durante el sueño, el cuerpo repara tejidos, fortalece el sistema inmunológico y equilibra las hormonas que controlan el estrés y el hambre. La falta de sueño adecuado se ha relacionado con un mayor riesgo de enfermedades crónicas como la diabetes y la hipertensión, así como con una menor función cognitiva.

Por lo tanto, establecer una rutina de sueño saludable y priorizar el descanso adecuado es un hábito que puede prolongar significativamente la vida.

Las relaciones sociales sólidas también son un factor crucial para la longevidad. Las personas que mantienen conexiones profundas con familiares, amigos y su comunidad tienen menores niveles de estrés y una mayor satisfacción con la vida. Estas conexiones sociales brindan apoyo emocional, ayudan a reducir la sensación de soledad y aislamiento, y promueven un sentido de pertenencia.

En Okinawa, el concepto de "moai" reúne a grupos de amigos cercanos que se apoyan mutuamente durante toda la vida, lo que proporciona un entorno de apoyo constante que fortalece la salud emocional. Las investigaciones sugieren que las personas con fuertes redes sociales no solo viven más tiempo, sino que también tienen una mejor calidad de vida, con menos problemas de salud mental y emocional.

El **sentido de propósito** es otro hábito clave que contribuye a una mayor esperanza de vida. Tener una razón clara para levantarse cada mañana, ya sea un proyecto personal, el cuidado de la familia o la participación en la comunidad, da dirección y motivación a la vida diaria.

El propósito no solo mantiene a las personas mentalmente activas y comprometidas, sino que también promueve una actitud positiva hacia el envejecimiento y una mayor satisfacción con la vida.

Finalmente, la moderación en todas las áreas de la vida es un principio esencial para aumentar la longevidad.

En las Zonas Azules, las personas practican la moderación no solo en su alimentación, sino también en su enfoque hacia el trabajo, el ejercicio y el consumo de recursos.

Evitar los excesos y mantener un equilibrio en todos los aspectos de la vida reduce el riesgo de enfermedades relacionadas con el estrés y el agotamiento. La moderación permite que las personas disfruten de la vida sin caer en los extremos que pueden perjudicar su salud a largo plazo.

La importancia de la actividad física ligera pero constante.

La actividad física ligera pero constante es uno de los pilares fundamentales para mantener una buena salud y prolongar la vida. A diferencia de los entrenamientos intensivos y las rutinas agotadoras que muchas veces se asocian con el ejercicio, la actividad física ligera, realizada de manera constante a lo largo del día, ofrece beneficios igualmente poderosos para el bienestar físico, mental y emocional.

Este enfoque, que se observa en muchas de las Zonas Azules, donde las personas alcanzan edades avanzadas con vitalidad y salud, demuestra que no es necesario hacer ejercicios extenuantes para vivir más tiempo. Más bien, es la consistencia en el movimiento diario lo que marca la diferencia.

La actividad física ligera se refiere a movimientos cotidianos como caminar, subir escaleras, hacer jardinería, andar en bicicleta, limpiar la casa o cualquier otra actividad que mantenga el cuerpo en movimiento de manera suave y continua.

Este tipo de ejercicio se integra fácilmente en la rutina diaria, lo que lo hace sostenible a largo plazo. En lugar de necesitar sesiones dedicadas en el gimnasio, las personas que practican la actividad física ligera la incluyen naturalmente en su estilo de vida.

En las Zonas Azules, como Cerdeña, Italia, y Okinawa, Japón, es común ver a las personas mayores caminar largas distancias, cuidar de sus huertos o realizar tareas domésticas sin considerarlas "ejercicio" en el sentido convencional, pero estas actividades son clave para su longevidad.

Uno de los beneficios más importantes de la actividad física constante es su impacto en la salud cardiovascular. El movimiento ligero, pero regular, estimula la circulación sanguínea, fortalece el corazón y ayuda a mantener una presión arterial saludable.

Las personas que se mantienen físicamente activas de manera constante a lo largo del día tienen un menor riesgo de desarrollar enfermedades cardíacas, ya que el corazón se fortalece y puede bombear sangre de manera más eficiente. Además, este tipo de actividad ayuda a regular los niveles de colesterol en la sangre, reduciendo el riesgo de obstrucción arterial y, por lo tanto, de ataques cardíacos o accidentes cerebrovasculares.

La actividad física ligera también es extremadamente beneficiosa para el control del peso y la salud metabólica. Aunque el ejercicio ligero no quema tantas calorías de golpe como el ejercicio de alta intensidad, su naturaleza constante favorece el mantenimiento de un metabolismo activo durante todo el día.

Esto ayuda a prevenir el aumento de peso y la acumulación de grasa abdominal, factores que están relacionados con un mayor riesgo de enfermedades metabólicas como la diabetes tipo 2. Al moverse regularmente, el cuerpo también utiliza mejor la insulina, lo que ayuda a regular los niveles de azúcar en la sangre y a prevenir picos y caídas que pueden afectar la energía y el bienestar general.

Otro aspecto clave de la actividad física ligera y constante es su contribución a la salud muscular y ósea. Con el paso de los años, es común que las personas experimenten una pérdida gradual de masa muscular y densidad ósea, lo que puede conducir a problemas como la osteoporosis o la pérdida de movilidad.

Sin embargo, mantenerse activo con ejercicios ligeros, como caminar o realizar tareas cotidianas, ayuda a preservar la fuerza muscular y la flexibilidad. Este tipo de movimiento suave también estimula la producción de células óseas, lo que contribuye a mantener los huesos fuertes y reduce el riesgo de fracturas.

Las personas que practican actividad física ligera pero constante tienen una mayor probabilidad de mantenerse ágiles y móviles incluso en la vejez, lo que les permite llevar una vida independiente y plena.

En términos de salud mental, la actividad física constante también juega un papel crucial. El movimiento regular ayuda a liberar endorfinas, que son hormonas que mejoran el estado de ánimo y reducen el estrés. Las personas que se mantienen activas tienden a experimentar menos ansiedad y depresión, ya que el ejercicio actúa como un regulador natural del estado de ánimo.

Además, el ejercicio ligero promueve la claridad mental y la concentración, ya que aumenta el flujo sanguíneo al cerebro y estimula la función cognitiva. Esto es especialmente importante en edades avanzadas, ya que la actividad física regular ha demostrado ser una herramienta efectiva para prevenir el deterioro cognitivo y enfermedades neurodegenerativas como el Alzheimer.

La actividad física constante también es fundamental para la regulación del sueño. Las personas que se mueven regularmente a lo largo del día suelen tener una mejor calidad de sueño por la noche. El ejercicio ligero ayuda a regular los ritmos circadianos del cuerpo, lo que facilita conciliar el sueño y disfrutar de un descanso más profundo y reparador.

El sueño adecuado, a su vez, es esencial para la regeneración celular, la consolidación de la memoria y el equilibrio hormonal. Aquellos que se mantienen activos durante el día tienen menos probabilidades de sufrir insomnio o interrupciones del sueño, lo que les permite despertarse con más energía y vitalidad.

Además, la actividad física ligera es accesible para personas de todas las edades y condiciones físicas, lo que la convierte en una opción ideal para quienes buscan mejorar su salud sin los riesgos asociados con ejercicios de alta intensidad. Caminar, por ejemplo, es una actividad que casi cualquier persona puede realizar, y su impacto positivo en la salud es incuestionable.

En las Zonas Azules, las personas mayores siguen manteniéndose físicamente activas a través de caminatas diarias y otras actividades suaves, lo que les permite conservar su movilidad y su independencia mucho más allá de lo que es común en otras partes del mundo.

Nutrición equilibrada: alimentos clave para una vida larga.

La nutrición equilibrada es fundamental para llevar una vida larga y saludable, ya que proporciona los nutrientes esenciales que el cuerpo necesita para funcionar de manera óptima y prevenir enfermedades crónicas.

En las Zonas Azules, donde las personas viven más tiempo y con mejor calidad de vida, la dieta desempeña un papel central en su longevidad. Estas comunidades, ubicadas en regiones como Okinawa (Japón), Nicoya (Costa Rica), Icaria (Grecia), Cerdeña (Italia) y Loma Linda (Estados Unidos), han adoptado prácticas alimentarias que promueven la salud y el bienestar a lo largo de la vida.

Los alimentos clave que consumen son naturales, ricos en nutrientes y bajos en grasas saturadas y productos procesados, lo que contribuye a reducir el riesgo de enfermedades y favorece una vida prolongada.

Uno de los componentes más importantes de una dieta equilibrada es el consumo de frutas y verduras frescas. Estos alimentos son ricos en vitaminas, minerales, antioxidantes y fibra, todos ellos esenciales para mantener la salud del cuerpo y protegerlo contra el daño celular.

Las frutas y verduras son particularmente ricas en antioxidantes, que ayudan a combatir el estrés oxidativo y a reducir la inflamación, factores clave que contribuyen al envejecimiento y al desarrollo de enfermedades crónicas como el cáncer y las enfermedades cardíacas.

En las Zonas Azules, los habitantes consumen una amplia variedad de productos locales y de temporada, como el brócoli, las zanahorias, los tomates, las espinacas y las batatas, que forman la base de sus dietas. Estos alimentos no solo ofrecen una gran cantidad de nutrientes esenciales, sino que también son bajos en calorías, lo que ayuda a mantener un peso saludable y a evitar el sobrepeso, otro factor de riesgo importante para la salud a largo plazo.

Otro grupo fundamental en una nutrición equilibrada es el de las legumbres. Alimentos como los frijoles, las lentejas, los garbanzos y los guisantes son una fuente importante de proteínas vegetales, fibra y micronutrientes.

Las legumbres no solo son ricas en proteínas, sino que también son bajas en grasas y no contienen colesterol, lo que las convierte en una opción ideal para quienes buscan reducir el riesgo de enfermedades cardíacas.

Además, su alto contenido en fibra ayuda a mejorar la digestión y a mantener estables los niveles de azúcar en la sangre, lo que es crucial para prevenir la diabetes tipo 2.

En Nicoya, Costa Rica, el frijol negro es un alimento básico que se consume a diario, mientras que en Icaria y Cerdeña, las lentejas y los garbanzos forman parte de muchas comidas tradicionales. Estos alimentos clave son nutritivos, asequibles y saciantes, lo que contribuye a una dieta equilibrada que favorece la longevidad.

Las **grasas saludables** también juegan un papel crucial en una dieta que promueve una vida larga. En las Zonas Azules, el consumo de grasas proviene principalmente de fuentes vegetales como el **aceite de oliva** y los frutos secos, en lugar de grasas animales o productos ultra-procesados.

El aceite de oliva, particularmente en Icaria y Cerdeña, es una fuente importante de grasas mono-insaturadas, que se ha demostrado que protegen el corazón y reducen los niveles de colesterol LDL (colesterol "malo").

Estas grasas saludables también tienen propiedades anti-inflamatorias que ayudan a mantener los vasos sanguíneos flexibles y a prevenir la acumulación de placa en las arterias, lo que reduce el riesgo de enfermedades cardiovasculares. Los frutos secos, como las almendras y las nueces, que son comunes en la dieta de Loma Linda, son ricos en ácidos grasos omega-3, que también favorecen la salud del corazón y protegen el cerebro contra el deterioro cognitivo.

Los **granos enteros** son otro componente esencial de una dieta equilibrada y larga vida. A diferencia de los granos refinados, los granos enteros como la avena, el arroz integral, la quinoa y el trigo integral conservan su fibra natural y sus nutrientes esenciales, lo que los convierte en una opción mucho más saludable.

Los granos enteros son una excelente fuente de energía de liberación lenta, lo que ayuda a mantener niveles de glucosa estables en la sangre y a evitar picos de insulina. Esto es especialmente importante para prevenir enfermedades metabólicas como la diabetes tipo 2.

En Okinawa, el arroz integral y la batata morada son alimentos básicos que proporcionan energía duradera y están llenos de nutrientes que favorecen la salud intestinal y cardiovascular. En Nicoya, el maíz integral también es una fuente clave de carbohidratos complejos que sustentan la energía diaria.

La **proteína de origen vegetal**, como la que proviene de las legumbres, los granos y los frutos secos, es otro elemento clave en la longevidad. En lugar de depender de grandes cantidades de carne roja o procesada, que ha sido vinculada con un mayor riesgo de cáncer y enfermedades cardíacas, las personas longevas de las Zonas Azules obtienen la mayoría de sus proteínas de fuentes vegetales.

Estas proteínas no solo son más fáciles de digerir, sino que también contienen menos grasas saturadas y calorías, lo que favorece el mantenimiento de un peso saludable y reduce el riesgo de enfermedades relacionadas con la dieta.

En Cerdeña, por ejemplo, el queso de leche de oveja es una fuente de proteínas que se consume en moderación, mientras que en Okinawa, el tofu es un alimento básico que proporciona una proteína completa sin los riesgos asociados a la carne procesada.

Otro aspecto clave de la **nutrición equilibrada** en las Zonas Azules es la **moderación en el consumo de alimentos**. Los habitantes de estas regiones suelen comer porciones más pequeñas y evitar los excesos. En Okinawa, la práctica del "hara hachi bu" enseña a las personas a detenerse de comer cuando están al 80% de su capacidad, lo que ayuda a evitar la sobrecarga calórica y reduce el estrés en el sistema digestivo.

Esta moderación también se observa en el consumo limitado de alcohol. En las Zonas Azules, las personas que beben lo hacen de manera moderada, generalmente en forma de vino tinto durante las comidas, lo que ha demostrado tener efectos positivos en la salud cardiovascular gracias a su contenido en antioxidantes como el resveratrol.

En conclusión, una **nutrición equilibrada**, rica en frutas, verduras, legumbres, granos enteros, grasas saludables y proteínas vegetales, es clave para una vida larga y saludable.

Los alimentos naturales y poco procesados proporcionan al cuerpo los nutrientes esenciales para funcionar de manera óptima, mientras que la moderación en el consumo de alimentos ayuda a mantener el equilibrio calórico y previene el desarrollo de enfermedades crónicas.

Las lecciones de las Zonas Azules nos muestran que comer bien no solo se trata de qué alimentos consumimos, sino de cómo los integramos en nuestra vida diaria, manteniendo una dieta equilibrada y moderada que fomente la longevidad y el bienestar a largo plazo.

Relaciones personales saludables como pilar de bienestar.

Las **relaciones personales saludables** son uno de los pilares fundamentales del bienestar y tienen un impacto profundo en la calidad de vida y la longevidad. Diversos estudios han demostrado que las personas que mantienen vínculos sociales fuertes y positivos disfrutan de una mejor salud física y mental, experimentan menos estrés y tienen una mayor capacidad para enfrentar los desafíos de la vida.

En las Zonas Azules, áreas del mundo donde las personas alcanzan edades avanzadas con una calidad de vida notable, las relaciones interpersonales juegan un papel crucial en su longevidad. Estas comunidades valoran el apoyo emocional, las conexiones familiares y el sentido de pertenencia, lo que les ayuda a vivir de manera más saludable y feliz.

Una de las razones principales por las que las relaciones saludables son tan importantes para el bienestar es su capacidad para reducir el estrés. El estrés crónico está relacionado con una serie de problemas de salud graves, como enfermedades cardíacas, hipertensión y trastornos del sistema inmunológico.

Sin embargo, las personas que cuentan con una red de apoyo emocional, ya sea a través de familiares, amigos o compañeros, suelen manejar mejor el estrés. Estas relaciones actúan como una red de seguridad emocional, proporcionando consuelo y alivio en momentos de dificultad.

Compartir problemas y preocupaciones con seres queridos no solo reduce la carga emocional, sino que también permite ver las situaciones desde diferentes perspectivas, lo que facilita la toma de decisiones y la resolución de problemas.

En comunidades como Okinawa, Japón, los "moai," pequeños grupos de amigos que se apoyan mutuamente durante toda la vida, ofrecen un sistema de apoyo sólido que ayuda a reducir el estrés y promover la longevidad.

Además del manejo del estrés, las relaciones personales saludables tienen un impacto directo en la salud física. Las personas que mantienen conexiones cercanas y significativas suelen adoptar comportamientos más saludables. El apoyo social fomenta hábitos de vida positivos, como hacer ejercicio, seguir una dieta equilibrada y evitar comportamientos de riesgo como fumar o consumir alcohol en exceso.

Por ejemplo, en las Zonas Azules, es común que las personas se reúnan para compartir comidas saludables, realizar actividades físicas ligeras y participar en eventos comunitarios, lo que refuerza sus hábitos saludables y los mantiene activos.

Los estudios también han demostrado que el aislamiento social y la soledad aumentan el riesgo de enfermedades cardiovasculares, mientras que las personas con redes sociales sólidas tienen una mayor probabilidad de vivir más tiempo y con mejor salud.

Las relaciones interpersonales también son esenciales para el bienestar mental.

La sensación de pertenecer a una comunidad y de estar conectado con otras personas mejora el estado de ánimo, reduce los niveles de ansiedad y previene la depresión.

En Loma Linda, California, una de las Zonas Azules, los adventistas del séptimo día no solo se apoyan mutuamente a través de la fe y las actividades comunitarias, sino que también se benefician de las relaciones intergeneracionales, donde los ancianos y los jóvenes interactúan regularmente, lo que fomenta un sentido de propósito y pertenencia en todas las etapas de la vida.

Esta interacción intergeneracional también proporciona una valiosa red de apoyo emocional que es fundamental para el bienestar mental.

Otro aspecto crucial de las relaciones saludables es su capacidad para fomentar un sentido de propósito. Estar conectado con los demás y sentir que uno es parte de algo más grande puede dar un significado profundo a la vida diaria.

En Nicoya, Costa Rica, las personas mayores a menudo tienen un "plan de vida," una razón clara para levantarse cada mañana, ya sea para cuidar a sus familias, participar en la comunidad o mantener relaciones sociales activas. Este sentido de propósito no solo mejora el bienestar emocional, sino que también está relacionado con una mayor longevidad.

Las personas que sienten que sus vidas tienen significado tienden a ser más activas, resilientes y optimistas, lo que contribuye a una mejor salud física y mental.

Además, las relaciones personales saludables son clave para desarrollar una resiliencia emocional ante los desafíos de la vida. Las personas que cuentan con una red de apoyo cercana tienden a ser más capaces de superar las dificultades, ya que se sienten acompañadas y respaldadas durante los momentos difíciles.

La resiliencia emocional no solo ayuda a gestionar el estrés y las emociones negativas, sino que también permite una recuperación más rápida y efectiva después de situaciones adversas. Las relaciones saludables proporcionan una base emocional sólida que actúa como un amortiguador contra los efectos negativos del estrés crónico y las dificultades de la vida.

Otro beneficio importante de las relaciones saludables es la estimulación cognitiva que proporcionan.

Las interacciones sociales regulares, como conversar, debatir y compartir experiencias, mantienen el cerebro activo y comprometido, lo que es esencial para prevenir el deterioro cognitivo y las enfermedades neurodegenerativas.

Las personas que mantienen relaciones interpersonales significativas suelen ser más mentalmente ágiles y presentan menos probabilidades de desarrollar demencia o Alzheimer.

En las Zonas Azules, es común que las personas mayores sigan participando activamente en conversaciones y actividades comunitarias, lo que contribuye a su longevidad y a su salud mental a largo plazo.

Finalmente, las relaciones personales saludables también influyen en el bienestar general al proporcionar un sentido de pertenencia y de seguridad emocional.

Saber que se tiene el apoyo de seres queridos y de una comunidad no solo reduce la sensación de soledad, sino que también aumenta la autoestima y el sentido de valor personal. Las personas que se sienten amadas y valoradas suelen tener una actitud más positiva hacia la vida y enfrentan los desafíos con mayor optimismo.

Este sentido de pertenencia también se asocia con una menor incidencia de problemas de salud mental y con una mayor satisfacción con la vida en general.

Las relaciones personales saludables son un pilar fundamental del bienestar y la longevidad. Estas conexiones no solo reducen el estrés y mejoran la salud física, sino que también fortalecen el bienestar mental, promueven hábitos saludables y proporcionan un sentido de propósito y pertenencia.

Las lecciones de las Zonas Azules muestran que el apoyo emocional y las relaciones significativas no solo contribuyen a una vida más larga, sino que también mejoran significativamente la calidad de esa vida, demostrando que la verdadera riqueza del bienestar reside en las conexiones humanas profundas y saludables.

Técnicas para mantener una mentalidad positiva a lo largo de los años.

Mantener una mentalidad positiva a lo largo de los años es fundamental para disfrutar de una vida plena, equilibrada y con bienestar emocional. La mentalidad positiva no solo influye en cómo percibimos y enfrentamos los desafíos diarios, sino que también tiene un impacto significativo en nuestra salud física y mental.

A medida que envejecemos, es crucial desarrollar estrategias que nos permitan mantener una actitud positiva, resiliente y abierta al aprendizaje continuo, ya que esto puede contribuir a una mayor calidad de vida e incluso a una mayor longevidad.

Existen diversas técnicas que pueden ayudarnos a cultivar y mantener una mentalidad positiva a lo largo de los años, basadas en la autoconciencia, el control del pensamiento, el manejo del estrés y el fortalecimiento de las relaciones interpersonales.

Una de las técnicas más efectivas para mantener una mentalidad positiva es la práctica de la gratitud diaria. La gratitud consiste en enfocar nuestra atención en los aspectos positivos de la vida, reconociendo y valorando lo que tenemos en lugar de concentrarnos en lo que nos falta. Este enfoque no solo nos ayuda a sentirnos más satisfechos y felices, sino que también reduce el estrés y mejora la salud mental.

Practicar la gratitud puede ser tan simple como llevar un diario en el que anotemos cada día tres cosas por las que estamos agradecidos, o tomar unos minutos al final del día para reflexionar sobre los momentos positivos.

Con el tiempo, esta práctica fortalece nuestra capacidad para ver el lado bueno de las situaciones y a mantener una actitud más optimista ante los desafíos de la vida.

Otra técnica clave es el autoconocimiento y la autoconciencia. A lo largo de los años, es esencial ser consciente de nuestros patrones de pensamiento y reconocer cuándo estamos cayendo en pensamientos negativos o autodestructivos.

La autorreflexión nos permite identificar creencias limitantes o distorsiones cognitivas, como la generalización excesiva o la personalización de eventos negativos. Desarrollar una mentalidad positiva implica cambiar estos patrones de pensamiento negativos por enfoques más realistas y constructivos.

Por ejemplo, en lugar de pensar "nunca logro lo que me propongo," podemos reformularlo como "he tenido desafíos, pero sigo aprendiendo y mejorando con cada experiencia." Esta reestructuración cognitiva es una técnica poderosa para transformar la manera en que interpretamos los eventos de nuestra vida, ayudándonos a ver oportunidades donde antes solo veíamos obstáculos.

El manejo del estrés es otra técnica crucial para mantener una mentalidad positiva a lo largo de los años. El estrés prolongado puede afectar negativamente nuestra percepción de la vida, volviéndonos más propensos al pesimismo y a la ansiedad.

Aprender a gestionar el estrés a través de técnicas como la meditación, la respiración profunda o el mindfulness puede ayudarnos a mantener la calma y a responder de manera más positiva ante las situaciones difíciles. El mindfulness, en particular, es útil para desarrollar una mayor conciencia del momento presente, lo que nos permite observar nuestros pensamientos y emociones sin juzgarlos ni reaccionar de manera impulsiva.

Al practicar el mindfulness, podemos aprender a aceptar las circunstancias tal como son y a reducir la reactividad emocional, lo que nos permite mantener una perspectiva más equilibrada y positiva.

El optimismo proactivo es otra técnica que nos ayuda a mantener una mentalidad positiva. Ser optimista no significa ignorar los problemas o evitar enfrentarlos, sino confiar en que podemos encontrar soluciones y oportunidades de crecimiento en medio de las dificultades.

El optimismo proactivo implica tomar medidas activas para mejorar nuestra situación, en lugar de quedarnos atrapados en la preocupación o el miedo. Establecer metas realistas y alcanzables, y trabajar hacia ellas con perseverancia, refuerza nuestra sensación de logro y aumenta nuestra autoestima. Esta actitud nos permite ver los desafíos como oportunidades para aprender y mejorar, en lugar de como fracasos personales.

La resiliencia emocional es otra técnica clave para mantener una mentalidad positiva a lo largo de los años. La resiliencia se refiere a nuestra capacidad para adaptarnos y recuperarnos de las dificultades.

Desarrollar esta habilidad implica aceptar que los problemas son una parte inevitable de la vida, pero que tenemos el poder de elegir cómo reaccionar ante ellos.

Las personas que practican la resiliencia tienden a tener una actitud positiva porque confían en su capacidad para superar los obstáculos.

Para fomentar la resiliencia, es útil aprender a manejar las emociones de manera constructiva, practicando el autocuidado, buscando apoyo en amigos o familiares, y manteniendo una perspectiva equilibrada en los momentos de crisis.

Otro aspecto importante para mantener una mentalidad positiva es fomentar relaciones interpersonales saludables. Las conexiones sociales positivas nos brindan apoyo emocional, reducen el estrés y nos ayudan a mantener una perspectiva más optimista de la vida.

Rodearnos de personas que nos animen, que compartan nuestras alegrías y que estén allí en los momentos difíciles, es crucial para nuestro bienestar emocional. Además, el acto de dar y recibir apoyo fortalece nuestra autoestima y nos recuerda que no estamos solos en el viaje de la vida.

En las Zonas Azules, donde las personas viven más tiempo y con mejor calidad de vida, las relaciones personales significativas son un factor clave para mantener una mentalidad positiva y longeva.

El cuidado físico también juega un papel importante en el mantenimiento de una mentalidad positiva. El ejercicio regular, una dieta equilibrada y el descanso adecuado no solo mejoran nuestra salud física, sino que también tienen un impacto positivo en nuestra salud mental.

El ejercicio, por ejemplo, libera endorfinas, que son hormonas que mejoran el estado de ánimo y combaten el estrés. Cuidar de nuestro cuerpo nos hace sentir mejor con nosotros mismos, lo que refuerza nuestra autoestima y nos ayuda a mantener una actitud más positiva.

Por último, el aprendizaje continuo es una técnica esencial para mantener una mentalidad positiva a lo largo de los años.

Aprender nuevas habilidades, descubrir nuevos intereses o simplemente mantenerse abierto a nuevas ideas, nos ayuda a mantenernos mentalmente ágiles y comprometidos con la vida.

Este enfoque de crecimiento constante nos permite enfrentar el envejecimiento con una actitud de curiosidad y entusiasmo, en lugar de temerlo. Las personas que siguen aprendiendo y desarrollándose son más propensas a mantener una visión positiva de la vida y a sentirse realizadas a medida que envejecen.

Capítulo 5.
El Camino hacia una Longevidad Saludable y Plena

El camino hacia una longevidad saludable y plena es una travesía que no se basa únicamente en la genética, sino en los hábitos de vida que cultivamos día a día. Vivir más años con buena salud no es un destino reservado para unos pocos, sino el resultado de decisiones conscientes que mejoran nuestro bienestar físico, mental y emocional a lo largo del tiempo.

Las personas que logran una longevidad saludable y plena lo hacen adoptando un estilo de vida equilibrado, basado en principios como una nutrición adecuada, el movimiento constante, el manejo del estrés, el mantenimiento de relaciones significativas y un sentido claro de propósito. Estos factores no solo extienden la vida, sino que también aseguran que esos años adicionales se vivan con calidad, vitalidad y satisfacción.

Uno de los primeros pilares del camino hacia una longevidad saludable es la alimentación equilibrada. Lo que comemos tiene un impacto profundo en nuestra salud a largo plazo.

Las personas que viven más tiempo tienden a seguir una dieta rica en alimentos naturales y mínimamente procesados, con un enfoque en frutas, verduras, legumbres, granos enteros y grasas saludables. En regiones como las Zonas Azules, donde se encuentran algunas de las poblaciones más longevas del mundo, la dieta es fundamental.

En Okinawa, Japón, por ejemplo, el consumo de batata morada, tofu, pescado y algas ofrece una gran cantidad de nutrientes antioxidantes y antiinflamatorios que favorecen la salud celular y cardiovascular. Además, en estas comunidades se practica la moderación en la comida, con hábitos como el "hara hachi bu," que consiste en comer hasta estar al 80% lleno.

Esta moderación evita el exceso de calorías, lo que ayuda a prevenir enfermedades como la obesidad y la diabetes, que pueden acortar la esperanza de vida.

El segundo pilar es la actividad física constante pero moderada. A diferencia de los entrenamientos intensivos, que muchas veces se ven como la única forma de mantenerse en forma, las personas longevas integran el movimiento natural en su vida diaria.

Caminar, realizar tareas domésticas, trabajar en el jardín o incluso cuidar animales son formas de actividad física que mantienen el cuerpo en movimiento sin necesidad de entrenamientos formales.

Este tipo de ejercicio diario ayuda a fortalecer el corazón, a mejorar la circulación sanguínea y a mantener la movilidad a medida que envejecemos. Además, la actividad física regular contribuye a la prevención de enfermedades crónicas, como las enfermedades cardíacas y la diabetes tipo 2, y promueve la salud mental al reducir el estrés y mejorar el estado de ánimo.

Manejo efectivo del estrés

Otro aspecto fundamental en el camino hacia la longevidad saludable es el manejo efectivo del estrés. El estrés crónico tiene un impacto negativo en la salud, ya que puede debilitar el sistema inmunológico, aumentar el riesgo de enfermedades cardíacas y provocar problemas digestivos, entre otros.

Aprender a manejar el estrés a través de técnicas como la meditación, la respiración profunda, el yoga o simplemente tomar descansos regulares es clave para una vida larga y equilibrada.

En Icaria, Grecia, por ejemplo, las siestas diarias son una costumbre que ayuda a reducir los niveles de estrés, lo que contribuye a su longevidad. Del mismo modo, en Loma Linda, California, los adventistas del séptimo día observan un día completo de descanso y reflexión espiritual cada semana, lo que les permite desconectarse de las tensiones cotidianas y concentrarse en su bienestar emocional y físico.

El sueño reparador también es crucial en el camino hacia una longevidad saludable. Dormir entre siete y nueve horas por noche permite que el cuerpo se regenere, fortalezca su sistema inmunológico y regule las hormonas del estrés. La falta de sueño adecuado puede aumentar el riesgo de enfermedades crónicas, como la diabetes, la hipertensión y la obesidad, y también puede afectar negativamente el estado de ánimo y la función cognitiva.

Establecer una rutina de sueño saludable, evitar el uso de dispositivos electrónicos antes de dormir y crear un ambiente relajante son estrategias que favorecen un descanso reparador, lo que es esencial para mantener la vitalidad a lo largo de los años.

Otro pilar clave para una longevidad plena es el sentido de propósito.

Tener una razón clara para levantarse cada mañana, ya sea contribuir a la comunidad, cuidar de la familia o dedicarse a un proyecto personal, otorga a la vida un significado que va más allá de las tareas cotidianas.

En las Zonas Azules, el "ikigai" de los habitantes de Okinawa y el "plan de vida" de los nicoyanos en Costa Rica son ejemplos de cómo el propósito guía la longevidad.

Este sentido de propósito no solo motiva a las personas a mantenerse activas y mentalmente comprometidas, sino que también reduce el estrés y les da una razón para seguir adelante, incluso en edades avanzadas. Las personas que sienten que su vida tiene un propósito experimentan menos depresión, tienen una mayor resiliencia emocional y suelen vivir más tiempo que aquellas que carecen de un sentido claro de dirección.

El mantener relaciones personales significativas es otro factor esencial para una longevidad saludable. El apoyo emocional que brindan los amigos, la familia y la comunidad tiene un impacto directo en la salud física y mental.

Las personas que mantienen conexiones sociales profundas tienden a tener menos problemas de salud relacionados con el estrés y son más propensas a adoptar hábitos saludables, como hacer ejercicio regularmente y comer bien.

En Okinawa, los grupos de amigos cercanos que se apoyan mutuamente durante toda la vida – son un ejemplo de cómo las relaciones sociales fortalecen el bienestar.

Las investigaciones muestran que las personas con redes sociales sólidas tienen una mayor probabilidad de vivir más tiempo y con mejor calidad de vida, ya que las interacciones sociales no solo reducen el riesgo de soledad y depresión, sino que también fomentan un sentido de pertenencia y seguridad emocional.

La mentalidad positiva es también un pilar esencial para una longevidad plena. A lo largo de la vida, es natural enfrentarse a dificultades y desafíos, pero la forma en que reaccionamos ante ellos influye directamente en nuestra salud y bienestar.

Cultivar una mentalidad positiva

Las personas que cultivan una mentalidad positiva, que incluyen la gratitud, el optimismo y la capacidad de encontrar el lado bueno de las situaciones, tienden a ser más resilientes y a vivir más tiempo.

El optimismo no significa ignorar los problemas, sino enfrentarlos con una actitud proactiva, confiando en la capacidad de superarlos y aprender de ellos.

Esta mentalidad contribuye a una mejor salud mental, menor estrés y una mayor satisfacción con la vida.

En resumen, el camino hacia una longevidad saludable y plena no se trata solo de vivir más años, sino de disfrutar esos años con buena salud, vitalidad y propósito.

La alimentación equilibrada, la actividad física constante, el manejo del estrés, el descanso adecuado, las relaciones personales significativas y un sentido claro de propósito son los pilares que sostienen este viaje hacia una vida larga y satisfactoria.

Adoptar estos hábitos de manera consciente y constante puede no solo aumentar la longevidad, sino también garantizar que esos años adicionales se vivan de manera plena, con bienestar físico, emocional y mental.

Las lecciones de las personas longevas en las Zonas Azules nos muestran que la longevidad no es solo una cuestión de genética, sino de elecciones diarias que promueven una vida rica en salud, felicidad y significado.

Cómo el entorno natural influye en la salud.

El entorno natural influye profundamente en la salud física, mental y emocional de las personas. La relación entre el ser humano y su entorno ha sido estudiada extensamente, y los hallazgos revelan que los espacios naturales, como parques, bosques, montañas, playas y jardines, tienen un impacto positivo en la calidad de vida y en el bienestar general.

A medida que el mundo se urbaniza cada vez más, el acceso a la naturaleza se ha vuelto un aspecto crítico para mantener un equilibrio saludable.

Estar en contacto con la naturaleza no solo reduce el estrés y mejora el estado de ánimo, sino que también fortalece el sistema inmunológico, promueve la actividad física y contribuye a una mayor longevidad.

Uno de los principales beneficios de vivir o pasar tiempo en la naturaleza es su capacidad para reducir el estrés. El ritmo acelerado de la vida moderna, las exigencias del trabajo, el tráfico y la exposición constante a la tecnología pueden aumentar los niveles de estrés, lo que tiene efectos negativos en la salud.

Sin embargo, estudios han demostrado que el simple hecho de estar en contacto con la naturaleza, como caminar por un parque o estar cerca de un cuerpo de agua, disminuye la producción de cortisol, la hormona del estrés. Este efecto relajante de la naturaleza ayuda a bajar la presión arterial, reducir la ansiedad y mejorar la calidad del sueño.

La práctica del "shinrin-yoku" o "baños de bosque" en Japón es un ejemplo de cómo las culturas han integrado el entorno natural en su bienestar diario. Caminar lentamente por un bosque, respirando el aire fresco y conectándose con el entorno, ha demostrado ser una herramienta eficaz para reducir el estrés y mejorar la salud mental.

Además de reducir el estrés, el entorno natural promueve la actividad física, que es fundamental para la salud física y mental. Las personas que viven cerca de áreas verdes o parques tienen más probabilidades de caminar, correr, andar en bicicleta o practicar deportes al aire libre.

La actividad física regular no solo mejora la salud cardiovascular y fortalece los músculos y huesos, sino que también ayuda a mantener un peso saludable y a prevenir enfermedades crónicas como la diabetes tipo 2 y la hipertensión.

Los entornos naturales también fomentan actividades recreativas, como la jardinería, el senderismo o el yoga al aire libre, que no solo benefician el cuerpo, sino que también contribuyen a la relajación y al bienestar emocional.

En las Zonas Azules, donde las personas viven más tiempo, las comunidades se encuentran en entornos naturales que facilitan la actividad física regular, como en Cerdeña, donde los habitantes caminan por colinas y montañas todos los días como parte de su rutina normal.

El entorno natural también tiene un impacto directo en la salud mental. Pasar tiempo en la naturaleza mejora el estado de ánimo, reduce la depresión y fomenta una mayor sensación de bienestar general. Las investigaciones sugieren que las personas que pasan más tiempo al aire libre tienen niveles más bajos de ansiedad y mayores niveles de satisfacción con la vida.

Esto se debe, en parte, a la capacidad de la naturaleza para desconectar a las personas de las preocupaciones cotidianas y proporcionar una sensación de calma y perspectiva. El contacto con la naturaleza también mejora la función cognitiva, ya que permite que la mente descanse y se recupere de la fatiga mental.

Las personas que tienen acceso a entornos naturales suelen ser más creativas, tener una mejor concentración y ser más productivas en sus actividades diarias. Además, el entorno natural estimula los sentidos de manera positiva, ofreciendo una rica variedad de sonidos, colores y texturas que son placenteras para el cerebro.

Otro aspecto clave es que la exposición a la luz natural tiene un impacto significativo en la regulación de los ritmos circadianos, que controlan los ciclos de sueño y vigilia. Pasar tiempo al aire libre y recibir suficiente luz solar durante el día ayuda a regular la producción de melatonina, la hormona que facilita el sueño.

La falta de luz natural, especialmente en entornos cerrados o durante el invierno en regiones más frías, puede causar trastornos del sueño y aumentar el riesgo de depresión estacional. La exposición moderada al sol también es crucial para la producción de vitamina D, que es fundamental para la salud ósea y el sistema inmunológico.

Las personas que pasan tiempo en la naturaleza tienden a tener niveles más altos de vitamina D, lo que les protege contra enfermedades como la osteoporosis y mejora su resistencia a las infecciones.

El entorno natural también tiene un efecto restaurador

El entorno natural también tiene un efecto restaurador en el sistema inmunológico. Las plantas y los árboles liberan compuestos orgánicos volátiles que, cuando se inhalan, estimulan la producción de células NK (asesinas naturales), que son responsables de combatir virus y tumores.

Esta exposición a fitoncidas, presentes en los bosques, es una de las razones por las que los baños de bosque no solo reducen el estrés, sino que también fortalecen las defensas del cuerpo.

Además, el aire fresco y la menor contaminación en áreas naturales permiten una mejor oxigenación de los pulmones, lo que mejora la capacidad respiratoria y reduce el riesgo de enfermedades respiratorias.

Otro beneficio del entorno natural es su capacidad para fomentar el sentido de conexión y pertenencia. Las personas que pasan tiempo en la naturaleza a menudo reportan sentir una conexión más profunda con el mundo que las rodea, lo que promueve una mayor gratitud y una sensación de paz interior.

Esta conexión también refuerza el sentido de responsabilidad hacia la preservación del medio ambiente y el bienestar de las generaciones futuras.

En muchas culturas, el respeto y la reverencia por la naturaleza están profundamente arraigados y contribuyen a una vida más equilibrada y consciente. En las Zonas Azules, las personas tienden a vivir en armonía con la naturaleza, cultivando sus propios alimentos, cuidando la tierra y disfrutando de los beneficios de un entorno saludable y equilibrado.

El entorno natural tiene un impacto positivo en la longevidad.

El entorno natural tiene un impacto positivo en la longevidad debido a los múltiples beneficios que proporciona para la salud física y mental. Las personas que viven en áreas con acceso a la naturaleza, como parques, bosques, montañas o áreas rurales, tienden a vivir más tiempo y con una mejor calidad de vida. Esto se debe a una combinación de factores clave que contribuyen a un estilo de vida más saludable y equilibrado.

Uno de los principales factores es la reducción del estrés. El contacto con la naturaleza ha demostrado ser una poderosa herramienta para disminuir los niveles de cortisol, la hormona del estrés, lo que a su vez reduce el riesgo de enfermedades cardiovasculares, hipertensión y problemas relacionados con la ansiedad y la depresión.

La naturaleza ofrece un entorno tranquilo y relajante, lo que permite a las personas desconectar de las tensiones de la vida cotidiana y encontrar una mayor paz interior.

Otro factor importante es el aumento de la actividad física. Las personas que viven cerca de la naturaleza suelen estar más activas físicamente, ya que el entorno natural fomenta actividades como caminar, hacer senderismo, nadar o andar en bicicleta. Esta actividad física regular es fundamental para mantener la salud cardiovascular, mejorar la fuerza muscular y ósea, y reducir el riesgo de enfermedades crónicas como la diabetes tipo 2.

La mejora de la salud mental también es un beneficio significativo del entorno natural. Estar rodeado de naturaleza ayuda a reducir la ansiedad, mejora el estado de ánimo y aumenta la sensación de bienestar general.

La naturaleza ofrece un respiro mental, permitiendo que la mente se recupere del estrés y la sobrecarga cognitiva, lo que se traduce en una mayor claridad mental y una mejor capacidad para enfrentar los desafíos de la vida.

Además, el contacto con el entorno natural fortalece el sistema inmunológico. Las plantas y los árboles liberan compuestos beneficiosos que, al ser inhalados, ayudan a estimular el sistema inmunológico, mejorando la capacidad del cuerpo para combatir infecciones y enfermedades. Esto es particularmente relevante en la prevención de enfermedades crónicas y en la promoción de una vida más larga y saludable.

La cultura de la prevención en las zonas azules.

El entorno natural tiene un impacto positivo en la longevidad debido a los múltiples beneficios que proporciona para la salud física y mental. Las personas que viven en áreas con acceso a la naturaleza, como parques, bosques, montañas o áreas rurales, tienden a vivir más tiempo y con una mejor calidad de vida. Esto se debe a una combinación de factores clave que contribuyen a un estilo de vida más saludable y equilibrado.

Uno de los principales factores es la **reducción del estrés**. El contacto con la naturaleza ha demostrado ser una poderosa herramienta para disminuir los niveles de cortisol, la hormona del estrés, lo que a su vez reduce el riesgo de enfermedades cardiovasculares, hipertensión y problemas relacionados con la ansiedad y la depresión.

La naturaleza ofrece un entorno tranquilo y relajante, lo que permite a las personas desconectar de las tensiones de la vida cotidiana y encontrar una mayor paz interior.

Otro factor importante es el **aumento de la actividad física**. Las personas que viven cerca de la naturaleza suelen estar más activas físicamente, ya que el entorno natural fomenta actividades como caminar, hacer senderismo, nadar o andar en bicicleta. Esta actividad física regular es fundamental para mantener la salud cardiovascular, mejorar la fuerza muscular y ósea, y reducir el riesgo de enfermedades crónicas como la diabetes tipo 2.

La **mejora de la salud mental** también es un beneficio significativo del entorno natural. Estar rodeado de naturaleza ayuda a reducir la ansiedad, mejora el estado de ánimo y aumenta la sensación de bienestar general.

La naturaleza ofrece un respiro mental, permitiendo que la mente se recupere del estrés y la sobrecarga cognitiva, lo que se traduce en una mayor claridad mental y una mejor capacidad para enfrentar los desafíos de la vida.

Además, el contacto con el entorno natural **fortalece el sistema inmunológico**. Las plantas y los árboles liberan compuestos beneficiosos que, al ser inhalados, ayudan a estimular el sistema inmunológico, mejorando la capacidad del cuerpo para combatir infecciones y enfermedades. Esto es particularmente relevante en la prevención de enfermedades crónicas y en la promoción de una vida más larga y saludable.

En resumen, **vivir cerca de la naturaleza fomenta un estilo de vida activo y saludable**, lo que reduce el riesgo de desarrollar enfermedades crónicas y mejora el bienestar físico y emocional. Este enfoque más equilibrado de la vida promueve la longevidad, permitiendo que las personas vivan más tiempo con una mayor calidad de vida y un bienestar general más pleno.

La cultura de la prevención en las zonas azules

La cultura de la prevención en las Zonas Azules es uno de los factores clave que contribuyen a la longevidad y calidad de vida excepcional de las personas que habitan estas regiones. Las Zonas Azules, como Okinawa (Japón), Cerdeña (Italia), Icaria (Grecia), Nicoya (Costa Rica) y Loma Linda (Estados Unidos), son áreas del mundo donde las personas viven vidas más largas y saludables que el promedio global.

Un aspecto central de esta longevidad es la adopción de hábitos y prácticas preventivas que no solo se enfocan en tratar las enfermedades, sino en evitar que ocurran en primer lugar.

Uno de los principales pilares de la cultura de la prevención es una alimentación saludable y balanceada, que se integra de manera natural en la vida diaria. En las Zonas Azules, las dietas están basadas principalmente en alimentos de origen vegetal, como frutas, verduras, legumbres, granos enteros y grasas saludables.

Estos alimentos son ricos en nutrientes esenciales y antioxidantes que fortalecen el sistema inmunológico, previenen el envejecimiento prematuro y reducen el riesgo de enfermedades crónicas como las cardiovasculares, la diabetes tipo 2 y el cáncer. Además, estas comunidades practican la moderación en las porciones, evitando los excesos, lo que también ayuda a prevenir el sobrepeso y las enfermedades relacionadas con la obesidad.

El enfoque en la actividad física regular también forma parte de la prevención en las Zonas Azules. En lugar de practicar ejercicios extenuantes en el gimnasio, las personas de estas regiones incorporan el movimiento en su vida cotidiana. Caminar largas distancias, trabajar en la agricultura, hacer tareas domésticas y cuidar jardines son actividades que mantienen a las personas activas de manera constante.

Este estilo de vida activo no solo fortalece el corazón y los músculos, sino que también previene enfermedades relacionadas con el sedentarismo, como problemas cardiovasculares y osteoporosis. La actividad física moderada también ayuda a mantener la flexibilidad y la movilidad, lo que es crucial para preservar la independencia en la vejez.

Otro aspecto clave de la prevención en las Zonas Azules es el manejo del estrés. Las personas en estas regiones han desarrollado prácticas cotidianas que les permiten reducir el estrés de manera natural, como la meditación, las siestas diarias, el descanso semanal (como en Loma Linda), y la conexión con la naturaleza.

El estrés crónico es una de las principales causas de enfermedades cardiovasculares y trastornos del sistema inmunológico, pero las comunidades de las Zonas Azules logran mantener niveles bajos de estrés a través de un estilo de vida tranquilo, lo que protege su salud física y mental a lo largo de los años.

La salud emocional también juega un papel importante en la cultura de la prevención en las Zonas Azules. Las relaciones interpersonales cercanas y significativas brindan apoyo emocional y un fuerte sentido de comunidad, lo que contribuye al bienestar mental y reduce el riesgo de depresión y ansiedad.

En Okinawa, por ejemplo, el concepto de "moai" se refiere a grupos de amigos cercanos que se apoyan mutuamente durante toda la vida, lo que ayuda a las personas a sentirse conectadas y a manejar el estrés y las dificultades de la vida de manera más saludable.

El sentido de propósito es otro componente preventivo que contribuye a la longevidad en estas regiones. Las personas que tienen un propósito claro en la vida, como cuidar de la familia, contribuir a la comunidad o seguir aprendiendo y creciendo, tienden a ser más resilientes emocionalmente y a enfrentar la vida con optimismo.

Este sentido de propósito no solo mejora el bienestar mental, sino que también se ha asociado con una mayor longevidad, ya que las personas se mantienen activas, mentalmente comprometidas y motivadas para cuidar de su salud.

Además de estos factores, las comunidades en las Zonas Azules también tienen un enfoque preventivo en lo que respecta al cuidado médico. Aunque no dependen exclusivamente de la medicina moderna, las personas en estas regiones buscan atención médica temprana cuando es necesario y combinan la medicina tradicional con prácticas saludables que promueven la prevención.

En Nicoya, por ejemplo, las personas utilizan remedios naturales y plantas medicinales como parte de su cuidado de la salud, lo que les ayuda a prevenir enfermedades y a mantener un bienestar continuo sin la necesidad de intervenciones médicas drásticas.

La cultura de la prevención en las Zonas Azules se basa en una combinación de alimentación saludable, actividad física moderada, manejo del estrés, conexiones sociales fuertes, un sentido de propósito y el cuidado proactivo de la salud. Estas prácticas integradas en la vida diaria no solo previenen enfermedades, sino que también promueven una vida larga, plena y con buena calidad.

Las lecciones de las Zonas Azules demuestran que la longevidad no es solo una cuestión de genética, sino de hábitos preventivos que pueden ser adoptados en cualquier lugar para mejorar la salud y prolongar la vida.

El equilibrio entre cuerpo y mente

El equilibrio entre cuerpo y mente es esencial para alcanzar un estado de bienestar integral, ya que ambos están profundamente conectados y se influyen mutuamente. Mantener este equilibrio es fundamental para lograr una vida saludable y plena, ya que cuando el cuerpo y la mente están en armonía, se favorece la prevención de enfermedades, se mejora la capacidad de enfrentarse a los desafíos y se optimiza el rendimiento en todos los aspectos de la vida.

Alcanzar este equilibrio implica cuidar tanto el aspecto físico como el emocional y mental de nuestro ser, adoptando prácticas que promuevan la salud integral y el bienestar a largo plazo.

Uno de los pilares fundamentales del equilibrio entre cuerpo y mente es la actividad física regular, que no solo mejora la salud del cuerpo, sino que también tiene un impacto positivo en el estado mental. El ejercicio ayuda a liberar endorfinas, conocidas como las hormonas de la felicidad, que generan una sensación de bienestar y reducen el estrés y la ansiedad.

Además, la actividad física mejora la circulación sanguínea, lo que permite que el cerebro reciba más oxígeno y nutrientes, favoreciendo la claridad mental y la concentración. Las personas que se ejercitan de manera regular suelen tener menos problemas de salud mental, como depresión y ansiedad, ya que el movimiento físico actúa como un regulador natural del estado de ánimo.

El manejo del estrés es otro componente crucial para mantener el equilibrio entre cuerpo y mente. El estrés crónico afecta tanto al cuerpo como a la mente, debilitando el sistema inmunológico y aumentando el riesgo de enfermedades como la hipertensión, las enfermedades cardíacas y los trastornos digestivos.

Aprender a gestionar el estrés a través de técnicas como la meditación, la respiración profunda y el mindfulness ayuda a mantener este equilibrio. La meditación, por ejemplo, calma la mente, reduce los niveles de cortisol (la hormona del estrés) y mejora la capacidad de concentración y enfoque. Al reducir el estrés, también se mejora la función física, ya que se alivia la tensión muscular y se promueve un estado general de relajación.

El sueño reparador es otro factor esencial para mantener el equilibrio entre cuerpo y mente. Dormir bien es crucial para la recuperación del cuerpo y para que la mente procese y consolide la información del día. Durante el sueño, el cuerpo se regenera, los tejidos se reparan y se restablece el equilibrio hormonal.

La falta de sueño puede afectar negativamente tanto la salud física como mental, lo que provoca fatiga, irritabilidad, problemas de concentración y una mayor susceptibilidad al estrés.

Establecer una rutina de sueño adecuada y asegurarse de descansar lo suficiente cada noche es fundamental para mantener este equilibrio, ya que el cuerpo y la mente necesitan tiempo para recuperarse y regenerarse.

La alimentación equilibrada también desempeña un papel clave en el mantenimiento de la conexión entre cuerpo y mente. Los alimentos que consumimos no solo afectan nuestra salud física, sino también nuestro bienestar mental y emocional. Una dieta rica en frutas, verduras, granos enteros, legumbres y grasas saludables proporciona los nutrientes esenciales que el cerebro necesita para funcionar de manera óptima.

Por ejemplo, los ácidos grasos omega-3, presentes en alimentos como el pescado, las nueces y las semillas de chía, son fundamentales para la salud cerebral y han demostrado tener efectos positivos en el estado de ánimo y la función cognitiva.

Además, los alimentos ricos en antioxidantes y vitaminas, como las frutas y verduras frescas, ayudan a reducir la inflamación en el cuerpo, lo que a su vez mejora la salud mental al disminuir los riesgos de trastornos como la depresión.

El autoconocimiento es otra herramienta poderosa para mantener el equilibrio entre cuerpo y mente. Ser consciente de cómo nos sentimos física y emocionalmente nos permite identificar cuándo algo no está bien y tomar medidas correctivas antes de que los problemas empeoren.

La práctica del mindfulness o la atención plena es una excelente manera de desarrollar este autoconocimiento. Al estar presentes y conscientes de nuestras emociones y sensaciones físicas, podemos responder de manera más efectiva a las demandas de la vida, en lugar de reaccionar de manera impulsiva o desde el estrés.

El mindfulness nos enseña a escuchar las señales del cuerpo y la mente, lo que nos ayuda a mantener un equilibrio constante y a realizar ajustes en nuestras rutinas de cuidado personal según sea necesario.

El cuidado emocional también es fundamental para lograr el equilibrio entre cuerpo y mente. La salud emocional implica ser consciente de nuestras emociones, aceptar lo que sentimos y aprender a gestionarlas de manera saludable. Ignorar o reprimir las emociones puede llevar a un desequilibrio tanto físico como mental.

Las emociones no expresadas o mal gestionadas pueden manifestarse en el cuerpo a través de síntomas físicos como dolores de cabeza, tensión muscular, problemas digestivos y fatiga. Es importante aprender a reconocer las emociones negativas y encontrar formas de liberarlas, ya sea a través de la expresión creativa, el diálogo con un amigo de confianza o la práctica de técnicas de relajación.

Al cuidar nuestras emociones, también estamos cuidando nuestro cuerpo, ya que ambos están profundamente conectados.

El sentido de propósito es otro factor que contribuye al equilibrio entre cuerpo y mente. Las personas que tienen un propósito claro en la vida, ya sea en el trabajo, en las relaciones o en sus actividades personales, suelen experimentar un mayor bienestar emocional y mental.

Tener una razón para levantarse cada mañana, ya sea para cuidar de la familia, desarrollar un proyecto o contribuir a la comunidad, proporciona motivación y energía, lo que a su vez tiene un impacto positivo en la salud física. Un propósito claro ayuda a reducir el estrés, a mantener una actitud positiva y a enfrentar los desafíos de la vida con más resiliencia, lo que favorece el equilibrio entre cuerpo y mente.

Finalmente, el **contacto con la naturaleza** es una forma efectiva de restablecer el equilibrio entre cuerpo y mente. Pasar tiempo al aire libre, rodeado de árboles, montañas, ríos o el mar, tiene un efecto restaurador tanto para el cuerpo como para la mente.

La naturaleza ofrece un espacio tranquilo donde podemos desconectar de las tensiones del día a día y reconectar con nosotros mismos. Estudios han demostrado que el contacto con la naturaleza reduce los niveles de cortisol, mejora el estado de ánimo y promueve una sensación general de bienestar. Las personas que pasan más tiempo en la naturaleza tienden a experimentar menos estrés, menos problemas de salud mental y una mayor sensación de bienestar general.

El equilibrio entre cuerpo y mente

Es un aspecto fundamental para una vida saludable y plena. Alcanzar este equilibrio requiere una atención consciente a la salud física, mental y emocional, adoptando prácticas que promuevan tanto el bienestar del cuerpo como de la mente.

La actividad física, el manejo del estrés, el sueño adecuado, la alimentación equilibrada, el autoconocimiento, el cuidado emocional, el sentido de propósito y el contacto con la naturaleza son todos factores que contribuyen a mantener este equilibrio. Cuando cuerpo y mente están en armonía, no solo nos sentimos mejor, sino que también somos más capaces de enfrentar los desafíos de la vida con resiliencia, energía y una actitud positiva.

El papel del sentido de pertenencia en la longevidad

El sentido de pertenencia juega un papel crucial en la longevidad y el bienestar general de las personas, influyendo de manera significativa en la calidad de vida y en la extensión de los años vividos. Este concepto se refiere a la sensación de conexión y aceptación que una persona experimenta al formar parte de una comunidad, un grupo social o una red de apoyo cercana.

La pertenencia nos proporciona seguridad emocional, apoyo mutuo y un sentido de propósito, todos ellos factores que se han vinculado con una mayor longevidad.

Estudios han demostrado que las personas que mantienen relaciones interpersonales profundas y un sentido de pertenencia dentro de sus comunidades suelen disfrutar de mejor salud física y mental, lo que contribuye a que vivan más tiempo y de manera más plena.

Uno de los principales efectos del sentido de pertenencia en la longevidad es la reducción del estrés. Las personas que se sienten conectadas a una comunidad y que tienen relaciones significativas tienden a experimentar menos estrés que aquellas que están aisladas o solas. El estrés crónico es uno de los factores que más afectan negativamente la salud, ya que está relacionado con problemas como la hipertensión, las enfermedades cardíacas y los trastornos inmunológicos.

Sin embargo, al contar con una red de apoyo emocional, las personas pueden enfrentar mejor los desafíos de la vida, ya que comparten sus problemas y preocupaciones con otros, lo que alivia la carga emocional y reduce la ansiedad. Este sentido de pertenencia proporciona consuelo, apoyo y comprensión, lo que permite que las personas se sientan menos solas y más capaces de manejar situaciones estresantes, protegiendo así su salud.

Además de la reducción del estrés, el sentido de pertenencia está vinculado con la adopción de hábitos saludables, lo que contribuye a la longevidad. Las personas que forman parte de una comunidad tienden a adoptar prácticas de vida más saludables debido a la influencia positiva de su entorno social.

Esto puede incluir actividades como hacer ejercicio en grupo, seguir una dieta equilibrada o participar en actividades recreativas o espirituales que promuevan el bienestar físico y emocional.

Por ejemplo, en las **Zonas Azules**, áreas donde la longevidad es más común, el sentido de comunidad es fundamental. En Okinawa, Japón, el concepto de "moai" reúne a grupos de amigos que se apoyan mutuamente a lo largo de toda la vida, compartiendo comidas saludables, caminatas y momentos de reflexión. Estas actividades en grupo fomentan no solo la salud física, sino también un sentido de pertenencia y solidaridad, lo que contribuye a una mayor longevidad.

El apoyo emocional que brinda el sentido de pertenencia también es clave para la longevidad. Las personas que se sienten conectadas con su comunidad tienen menos probabilidades de experimentar depresión y ansiedad, dos trastornos que pueden afectar gravemente la salud física y mental.

La soledad y el aislamiento social, por el contrario, están asociados con un mayor riesgo de mortalidad temprana, ya que afectan la salud del corazón, la función cognitiva y el sistema inmunológico. Tener un grupo de personas con quienes compartir los altibajos de la vida crea un colchón emocional que protege contra el deterioro mental y emocional.

Las relaciones interpersonales estrechas ayudan a las personas a sentirse valoradas y queridas, lo que refuerza su autoestima y bienestar general.

Otro aspecto importante del sentido de pertenencia es el sentido de propósito que aporta a la vida de las personas. Cuando alguien se siente parte de una comunidad, ya sea familiar, social o profesional, suele tener un propósito claro que lo motiva a seguir adelante.

Este sentido de propósito se ha asociado con una mayor longevidad, ya que las personas que tienen una razón clara para levantarse cada mañana tienden a ser más activas, resilientes y optimistas.

En Nicoya, Costa Rica, las personas mayores suelen hablar de su "plan de vida," un concepto que les da dirección y un objetivo para continuar viviendo de manera activa y comprometida, lo que les permite mantenerse saludables tanto física como mentalmente. Tener un propósito proporciona una motivación intrínseca para cuidar de uno mismo y mantenerse involucrado con el mundo, lo que a su vez favorece una vida más larga y plena.

El sentido de pertenencia también fomenta la resiliencia emocional, una característica clave para la longevidad. Las personas que forman parte de una comunidad fuerte tienen una mayor capacidad para recuperarse de las adversidades y los traumas.

La resiliencia se ve fortalecida por la conexión con otros, ya que el apoyo emocional y la ayuda práctica proporcionados por la comunidad permiten a las personas superar situaciones difíciles con más facilidad. Esta red de apoyo actúa como una fuente de fortaleza que ayuda a las personas a sobrellevar el duelo, la enfermedad o las dificultades económicas, preservando su salud mental y física a lo largo del tiempo.

Al enfrentar los desafíos con el respaldo de una comunidad, las personas se sienten más seguras y capacitadas para salir adelante, lo que tiene un impacto directo en su longevidad.

Otro factor importante es que el sentido de pertenencia fomenta el envejecimiento activo y saludable. Las personas que se sienten parte de una comunidad suelen mantenerse más activas socialmente, lo que a su vez promueve un estilo de vida más dinámico.

Participar en actividades sociales y comunitarias, como reuniones familiares, eventos religiosos, clubes o grupos de voluntariado, no solo mantiene el cuerpo en movimiento, sino que también estimula el cerebro y fortalece las conexiones interpersonales. Estas actividades sociales ayudan a mantener la mente ágil y previenen el deterioro cognitivo, lo que es crucial para la longevidad.

En las Zonas Azules, se observa que las personas mayores participan activamente en la vida social de sus comunidades, lo que les ayuda a mantenerse mentalmente alertas y emocionalmente conectadas, factores que contribuyen a su longevidad.

Finalmente, el sentido de pertenencia promueve una actitud positiva hacia el envejecimiento. En las culturas que valoran el envejecimiento y respetan a sus ancianos, las personas mayores tienden a sentirse más valoradas y apreciadas, lo que tiene un impacto positivo en su bienestar emocional.

Cuando las personas se sienten parte de una comunidad que reconoce su sabiduría y experiencia, experimentan un mayor sentido de autoestima y satisfacción con la vida.

La actitud positiva hacia el envejecimiento

Contribuye significativamente a una mejor salud mental y a una mayor longevidad. Cuando las personas adoptan una visión optimista sobre el proceso de envejecimiento, tienden a sentirse más útiles y respetadas, lo que tiene un impacto directo en su bienestar emocional.

Este sentido de valía personal no solo les brinda una mayor autoestima, sino que también las motiva a seguir cuidando de sí mismas, a mantenerse activas en sus comunidades y a seguir participando en actividades que les generan satisfacción y propósito.

El envejecimiento suele percibirse como una etapa en la que las personas pierden habilidades o independencia, pero cuando se tiene una actitud positiva hacia esta fase de la vida, se tiende a ver el envejecimiento como una oportunidad para crecer, aprender y compartir experiencias.

Esta actitud fomenta la resiliencia emocional, lo que ayuda a las personas mayores a enfrentar mejor los desafíos y las transiciones que vienen con la edad. Además, sentirse valorado y respetado por su entorno social refuerza el sentido de pertenencia y les brinda un mayor deseo de mantenerse involucrados en actividades que beneficien tanto su salud física como su salud mental.

Mantener una actitud positiva hacia el envejecimiento no solo mejora la calidad de vida, sino que también se ha asociado con una mayor longevidad, ya que quienes ven esta etapa de manera favorable son más propensos a adoptar hábitos saludables, a tener menor estrés y a mantener una visión optimista sobre el futuro.

El sentido de pertenencia es un factor crucial para la longevidad, ya que proporciona apoyo emocional, reduce el estrés, fomenta hábitos saludables, fortalece la resiliencia y otorga un sentido de propósito.

Las personas que se sienten conectadas con una comunidad tienden a vivir más tiempo y de manera más plena, ya que disfrutan de mejores relaciones interpersonales, una mayor satisfacción con la vida y una mejor salud física y mental. La conexión social es, por tanto, uno de los pilares más importantes para una vida larga y saludable, y cultivar un sentido de pertenencia es una de las claves para alcanzar la longevidad.

Capítulo 6.
Estrategias Probadas para Extender tu Vida con Salud

Las estrategias probadas para extender tu vida con salud son el resultado de décadas de investigación y observación en torno a cómo nuestros hábitos diarios influyen en la longevidad y la calidad de vida. Vivir más tiempo no solo depende de factores genéticos, sino también de las decisiones que tomamos a lo largo de nuestra vida, especialmente en relación con la dieta, la actividad física, el manejo del estrés y la vida social.

Incorporar hábitos saludables de manera constante no solo puede extender la vida, sino también garantizar que esos años adicionales se vivan con energía, bienestar y plenitud. A continuación se presentan estrategias respaldadas por la ciencia para prolongar la vida de manera saludable.

Una de las estrategias más efectivas para extender la vida es seguir una dieta equilibrada y basada en alimentos naturales. Los estudios han demostrado que una dieta rica en frutas, verduras, legumbres, granos enteros y grasas saludables, como el aceite de oliva y los frutos secos, puede reducir significativamente el riesgo de enfermedades crónicas como las enfermedades cardíacas, el cáncer y la diabetes tipo 2.

En las Zonas Azules, donde las personas viven más tiempo que el promedio global, se observa una dieta predominantemente basada en plantas, con un consumo limitado de carne y productos procesados. Estos alimentos están llenos de antioxidantes, vitaminas, minerales y fibra, que no solo nutren el cuerpo, sino que también ayudan a combatir la inflamación y el estrés oxidativo, dos factores clave en el envejecimiento.

Además de una buena alimentación, la moderación en el consumo de alimentos es otra estrategia importante. Practicar el control de porciones y evitar comer en exceso puede ayudar a prevenir el sobrepeso y las enfermedades relacionadas con la obesidad. En Okinawa, Japón, se practica el "hara hachi bu," un principio que consiste en comer hasta estar al 80% lleno, lo que ayuda a reducir la ingesta calórica sin privar al cuerpo de los nutrientes esenciales.

La restricción calórica controlada ha demostrado tener efectos positivos en la longevidad, ya que reduce el riesgo de enfermedades relacionadas con la inflamación y el metabolismo lento, dos factores que aceleran el envejecimiento.

Otra estrategia crucial para prolongar la vida con salud es mantenerse físicamente activo de manera constante. La actividad física regular es esencial para la salud cardiovascular, la fortaleza muscular y la movilidad. No se trata de realizar ejercicios extenuantes, sino de incorporar el movimiento en la rutina diaria. Caminar, andar en bicicleta, hacer jardinería o incluso realizar tareas domésticas son formas efectivas de mantener el cuerpo activo sin necesidad de ir al gimnasio.

El ejercicio moderado, realizado de manera constante, mejora la circulación, fortalece el corazón, aumenta la capacidad pulmonar y mantiene los músculos y huesos fuertes. En las Zonas Azules, las personas suelen moverse naturalmente a lo largo del día, ya sea caminando para hacer mandados o trabajando en sus huertos, lo que contribuye a su longevidad.

El manejo del estrés es otra estrategia clave para extender la vida de manera saludable. El estrés crónico tiene un impacto negativo en la salud, ya que aumenta el riesgo de enfermedades cardiovasculares, debilita el sistema inmunológico y contribuye a trastornos emocionales como la depresión y la ansiedad.

Aprender a manejar el estrés a través de técnicas como la meditación, la respiración profunda, el yoga o el mindfulness puede reducir significativamente estos riesgos. En Icaria, Grecia, por ejemplo, las siestas diarias son una práctica común que ayuda a reducir el estrés y mejorar la salud cardiovascular. La capacidad de relajarse y desconectar del ritmo acelerado de la vida es fundamental para prolongar la vida con buena salud.

El sueño adecuado es también una estrategia esencial para una vida más larga y saludable. Dormir entre siete y nueve horas cada noche permite que el cuerpo y la mente se regeneren, lo que es fundamental para la salud física y mental. Durante el sueño, el cuerpo repara tejidos, consolida la memoria y regula las hormonas que controlan el apetito, el estrés y el metabolismo.

La falta de sueño adecuado puede aumentar el riesgo de enfermedades crónicas como la diabetes y la hipertensión, así como afectar negativamente el estado de ánimo y la función cognitiva. Establecer una rutina de sueño saludable, evitando el uso de dispositivos electrónicos antes de acostarse y creando un ambiente propicio para el descanso, es fundamental para mejorar la calidad y la cantidad de años vividos.

Otra estrategia comprobada para extender la vida es mantener relaciones interpersonales significativas. El apoyo emocional y social es crucial para el bienestar mental y emocional, y las investigaciones muestran que las personas con relaciones sociales fuertes tienden a vivir más tiempo. En las Zonas Azules, el sentido de comunidad y las conexiones interpersonales son clave para la longevidad.

En Okinawa, el concepto de "moai" reúne a grupos de amigos que se apoyan mutuamente durante toda la vida, lo que proporciona una red de apoyo constante que reduce el estrés y fomenta el bienestar emocional. Las personas que se sienten conectadas y respaldadas por su comunidad experimentan menos soledad y depresión, lo que contribuye a una mejor salud mental y física a lo largo de los años.

El sentido de propósito también es fundamental para extender la vida de manera saludable. Las personas que tienen un propósito claro en la vida, como cuidar de la familia, contribuir a la comunidad o seguir aprendiendo y desarrollándose, tienden a vivir más tiempo y con mejor salud.

El propósito proporciona una razón para levantarse cada mañana y mantenerse activo, tanto física como mentalmente. En Nicoya, Costa Rica, las personas mayores hablan de su "plan de vida," que les da dirección y motivación para seguir viviendo de manera activa y plena. Tener un propósito no solo mejora el bienestar emocional, sino que también reduce el riesgo de enfermedades relacionadas con el estrés y la falta de actividad.

El contacto con la naturaleza es otra estrategia importante para prolongar la vida con buena salud. Pasar tiempo al aire libre, rodeado de la naturaleza, reduce el estrés, mejora el estado de ánimo y promueve una mayor sensación de bienestar general.

La naturaleza ofrece un espacio tranquilo donde las personas pueden relajarse, desconectar de las tensiones de la vida diaria y recargar energías. Además, la exposición a la luz solar es esencial para la producción de vitamina D, que es crucial para la salud ósea y el sistema inmunológico.

Pasar tiempo en la naturaleza también fomenta la actividad física, como caminar o hacer senderismo, lo que contribuye a una vida más larga y saludable.

Finalmente, la actitud positiva hacia la vida es una estrategia fundamental para extender la longevidad. Las personas que mantienen una visión optimista sobre el envejecimiento y la vida en general tienden a ser más resilientes y a enfrentar mejor los desafíos. La actitud positiva reduce el estrés, mejora el bienestar emocional y fomenta hábitos saludables.

Las personas optimistas suelen cuidarse mejor, comer bien, hacer ejercicio y mantener relaciones interpersonales positivas, lo que contribuye a una vida más larga y con mejor calidad.

En conclusión, las estrategias probadas para extender la vida con salud incluyen una combinación de hábitos saludables que abarcan la alimentación, la actividad física, el manejo del estrés, el sueño adecuado, las relaciones interpersonales, el sentido de propósito, el contacto con la naturaleza y una actitud positiva.

Estas prácticas, adoptadas de manera constante a lo largo del tiempo, no solo prolongan la vida, sino que también garantizan que esos años adicionales se vivan con vitalidad, energía y bienestar general.

Las lecciones de las personas longevas en las Zonas Azules nos muestran que vivir más tiempo no es solo cuestión de suerte, sino de adoptar hábitos diarios que promuevan una vida rica en salud y satisfacción.

La importancia del ayuno intermitente y la restricción calórica

El ayuno intermitente y la restricción calórica son dos prácticas que han ganado popularidad en los últimos años debido a su impacto positivo en la salud y la longevidad.

Aunque son conceptos relacionados, tienen diferencias clave, pero ambos se basan en principios que promueven la reducción de la ingesta de alimentos en ciertos períodos de tiempo o en la limitación general de las calorías consumidas.

Estudios científicos han demostrado que tanto el ayuno intermitente como la restricción calórica pueden ofrecer una amplia gama de beneficios para la salud, desde la pérdida de peso hasta la mejora del metabolismo, la regeneración celular y la prevención de enfermedades crónicas. Estas prácticas no solo promueven una vida más saludable, sino que también han sido relacionadas con una mayor longevidad.

El ayuno intermitente es un patrón alimentario que alterna entre períodos de ayuno y alimentación. En lugar de enfocarse en qué comer, se centra más en cuándo comer.

Existen diferentes formas de ayuno intermitente, siendo las más comunes el método 16:8, en el cual se ayuna durante 16 horas y se concentra la ingesta de alimentos en una ventana de 8 horas, y el método 5:2, donde se come normalmente durante 5 días y se reduce drásticamente la ingesta calórica durante 2 días a la semana.

El ayuno intermitente permite que el cuerpo tenga tiempo para descansar del proceso de digestión y utilizar la energía almacenada, lo que activa una serie de procesos biológicos que benefician la salud.

Uno de los principales beneficios del ayuno intermitente es su capacidad para mejorar la sensibilidad a la insulina. Cuando comemos con frecuencia, el cuerpo está constantemente procesando glucosa, lo que puede llevar a una resistencia a la insulina, un factor de riesgo clave para la diabetes tipo 2.

Sin embargo, durante los períodos de ayuno, los niveles de insulina disminuyen y el cuerpo empieza a usar las reservas de grasa como fuente de energía, lo que mejora la sensibilidad a la insulina y ayuda a regular los niveles de glucosa en sangre. Esto no solo previene la diabetes, sino que también reduce el riesgo de enfermedades cardíacas, obesidad y otros trastornos metabólicos.

El ayuno intermitente también estimula el proceso de autofagia, un mecanismo celular esencial para la regeneración y el mantenimiento de las células sanas.

Durante los períodos de ayuno, el cuerpo inicia la autofagia, un proceso en el cual las células degradan y reciclan sus componentes dañados o disfuncionales. Este proceso es crucial para eliminar proteínas y orgánulos dañados que pueden acumularse con el tiempo y contribuir al envejecimiento y al desarrollo de enfermedades como el cáncer y el Alzheimer. Al activar la autofagia, el ayuno intermitente ayuda a mantener las células en buen estado y favorece la longevidad.

Mejoras en la función cerebral.

Además, el ayuno intermitente está asociado con mejoras en la función cerebral. Estudios han mostrado que el ayuno intermitente puede aumentar la producción de una proteína llamada factor neurotrófico derivado del cerebro (BDNF), que es esencial para el crecimiento y la supervivencia de las neuronas.

Este aumento en BDNF mejora la función cognitiva, protege el cerebro contra enfermedades neurodegenerativas y favorece la plasticidad cerebral, lo que es crucial para mantener una buena salud mental a lo largo de los años. También se ha observado que el ayuno intermitente puede reducir la inflamación en el cerebro, lo que contribuye a la prevención de trastornos como la depresión y el Alzheimer.

Por otro lado, la restricción calórica es la práctica de reducir la ingesta total de calorías sin llegar a la malnutrición. A diferencia del ayuno intermitente, que se basa en ciclos de alimentación y ayuno, la restricción calórica implica consumir menos calorías de manera constante mientras se garantiza que el cuerpo reciba los nutrientes necesarios.

Numerosos estudios en animales y humanos han demostrado que la restricción calórica puede extender la vida útil y reducir el riesgo de enfermedades crónicas, como enfermedades cardíacas, cáncer y diabetes.

Uno de los efectos más notables de la restricción calórica es su capacidad para reducir el estrés oxidativo en el cuerpo. El estrés oxidativo es un proceso en el cual los radicales libres dañan las células y los tejidos, contribuyendo al envejecimiento y al desarrollo de enfermedades crónicas. La restricción calórica reduce la producción de radicales libres, lo que ayuda a proteger las células del daño y a mantener su funcionamiento adecuado durante más tiempo. Esto es fundamental para prevenir el envejecimiento prematuro y mejorar la longevidad.

Otro beneficio importante de la restricción calórica es su capacidad para mejorar la salud cardiovascular. Al consumir menos calorías, se reduce la presión arterial, se mejoran los niveles de colesterol y se disminuye el riesgo de desarrollar arteriosclerosis, una condición en la cual las arterias se endurecen debido a la acumulación de grasa.

Al mantener un sistema cardiovascular saludable, se reduce el riesgo de sufrir ataques cardíacos, accidentes cerebrovasculares y otros problemas asociados con el envejecimiento.

La reducción de la inflamación crónica es otro de los beneficios clave tanto del ayuno intermitente como de la restricción calórica. La inflamación crónica está relacionada con una amplia variedad de enfermedades, incluidas las enfermedades cardíacas, el cáncer y los trastornos neurodegenerativos.

Al reducir la ingesta calórica y proporcionar períodos de descanso digestivo, el cuerpo puede reducir los niveles de inflamación, lo que promueve una mejor salud general y reduce el riesgo de desarrollar estas enfermedades a lo largo del tiempo.

Además, la restricción calórica también ha demostrado tener efectos positivos en el aumento de la longevidad.

En estudios realizados en animales, aquellos que consumían menos calorías vivían más tiempo y presentaban menos enfermedades relacionadas con la edad.

Aunque los resultados en humanos aún están siendo investigados, las primeras evidencias sugieren que la restricción calórica podría tener efectos similares en las personas, al retrasar el envejecimiento celular y mejorar la salud general.

A nivel mental, la restricción calórica también puede tener beneficios importantes. Se ha observado que la reducción de la ingesta calórica mejora el estado de ánimo y reduce los síntomas de ansiedad y depresión.

Esto podría estar relacionado con el hecho de que, al consumir menos calorías, se estimula la producción de hormonas y neurotransmisores que mejoran la salud mental, como la serotonina y las endorfinas.

Así que, tanto el ayuno intermitente como la restricción calórica son estrategias respaldadas por la ciencia que pueden mejorar significativamente la salud y promover la longevidad.

Al reducir la ingesta calórica y permitir que el cuerpo descanse de la digestión, estas prácticas ayudan a mejorar el metabolismo, promover la autofagia, reducir el estrés oxidativo y la inflamación, y prevenir una serie de enfermedades crónicas.

Además, sus beneficios para la salud cerebral, cardiovascular y emocional contribuyen a mejorar la calidad de vida a lo largo del tiempo. Incorporar estas estrategias de manera equilibrada y sostenible en la vida diaria puede ser una herramienta poderosa para vivir más tiempo y con mejor salud.

El control de las enfermedades crónicas a través de hábitos de vida.

Este control es una estrategia fundamental para mejorar la salud y la calidad de vida, así como para prevenir complicaciones graves. Las enfermedades crónicas, como la diabetes tipo 2, la hipertensión, las enfermedades cardíacas, la obesidad y algunos tipos de cáncer, son las principales causas de mortalidad a nivel mundial.

Aunque muchos factores, como la genética y la edad, pueden influir en el desarrollo de estas enfermedades, se ha demostrado que los hábitos de vida saludables desempeñan un papel crucial en su prevención, manejo y control.

Adoptar un estilo de vida basado en una alimentación equilibrada, el ejercicio regular, la reducción del estrés, el descanso adecuado y la abstención de hábitos nocivos puede marcar una gran diferencia en la gestión y evolución de las enfermedades crónicas.

Uno de los pilares más importantes para el control de las enfermedades crónicas es la **alimentación saludable**. La dieta tiene un impacto directo en la prevención y manejo de enfermedades como la diabetes, las enfermedades cardiovasculares y la hipertensión.

Consumir una dieta rica en frutas, verduras, granos enteros, legumbres y grasas saludables, como las que se encuentran en el aceite de oliva y los frutos secos, proporciona los nutrientes esenciales para el funcionamiento óptimo del cuerpo. Estos alimentos son ricos en antioxidantes, fibra, vitaminas y minerales, que ayudan a reducir la inflamación y a prevenir el daño celular, ambos factores clave en el desarrollo de enfermedades crónicas.

En particular, la dieta baja en azúcares y carbohidratos refinados es fundamental para controlar la **diabetes tipo 2**. El exceso de azúcar en la dieta puede provocar picos de glucosa en sangre y aumentar la resistencia a la insulina, lo que empeora la diabetes y contribuye a otras complicaciones de salud.

Optar por carbohidratos complejos, como los que se encuentran en los granos enteros, y limitar el consumo de alimentos procesados y bebidas azucaradas ayuda a mantener estables los niveles de azúcar en la sangre.

Además, consumir alimentos ricos en fibra, como frutas, verduras y legumbres, mejora la digestión y ralentiza la absorción de glucosa, lo que es beneficioso para controlar la diabetes.

En cuanto a las **enfermedades cardíacas** y la **hipertensión**, la reducción de la ingesta de sodio y grasas saturadas es esencial. El exceso de sal en la dieta está vinculado al aumento de la presión arterial, lo que puede llevar a la hipertensión, un factor de riesgo clave para enfermedades cardíacas y accidentes cerebrovasculares.

Incorporar alimentos ricos en potasio, como los plátanos, las espinacas y las patatas, puede contrarrestar los efectos del sodio y ayudar a mantener la presión arterial en niveles saludables.

Además, optar por grasas saludables como las que se encuentran en el aceite de oliva, el aguacate y los frutos secos en lugar de grasas saturadas y trans (presentes en alimentos procesados y fritos) mejora la salud cardiovascular al reducir los niveles de colesterol LDL (colesterol "malo") y aumentar los niveles de colesterol HDL (colesterol "bueno").

El **ejercicio físico regular** es otro componente crucial para el control de las enfermedades crónicas. La actividad física mejora la salud cardiovascular, reduce el riesgo de obesidad, mejora la sensibilidad a la insulina y reduce la presión arterial.

El ejercicio aeróbico moderado, como caminar, nadar o andar en bicicleta, ha demostrado ser especialmente beneficioso para controlar enfermedades como la diabetes, la hipertensión y las enfermedades cardíacas. El movimiento regular ayuda a quemar calorías, lo que contribuye a la pérdida o el mantenimiento de un peso saludable, reduce la grasa visceral (que está relacionada con el riesgo de enfermedades crónicas) y mejora la circulación sanguínea.

Además, el ejercicio ayuda a fortalecer el corazón y a mejorar su capacidad para bombear sangre de manera más eficiente, lo que es crucial para mantener una presión arterial adecuada.

Para las personas con **diabetes**, el ejercicio es particularmente importante porque ayuda a mejorar la capacidad del cuerpo para utilizar la glucosa como fuente de energía, lo que reduce los niveles de azúcar en la sangre y mejora la sensibilidad a la insulina. El ejercicio también contribuye a la pérdida de peso, lo que puede ser especialmente beneficioso para las personas con diabetes tipo 2, ya que el exceso de peso es uno de los principales factores de riesgo de la enfermedad.

El **manejo del estrés** es otro factor crucial en el control de las enfermedades crónicas. El estrés crónico puede afectar negativamente tanto la salud física como la mental, y está relacionado con un mayor riesgo de desarrollar enfermedades cardiovasculares, diabetes y trastornos metabólicos.

El estrés activa la liberación de hormonas como el cortisol y la adrenalina, que aumentan la presión arterial y los niveles de glucosa en sangre, lo que agrava condiciones como la hipertensión y la diabetes. Aprender a gestionar el estrés mediante técnicas como la meditación, el yoga, la respiración profunda o el mindfulness puede ayudar a reducir estos efectos negativos.

La meditación, por ejemplo, no solo reduce los niveles de cortisol, sino que también mejora la claridad mental y promueve un estado general de relajación, lo que beneficia tanto la mente como el cuerpo.

El descanso adecuado también es fundamental para controlar las enfermedades crónicas. El sueño permite que el cuerpo se regenere y repare, lo que es crucial para la regulación hormonal y el manejo de enfermedades como la diabetes, la hipertensión y las enfermedades cardiovasculares. La falta de sueño está relacionada con un mayor riesgo de obesidad, ya que altera las hormonas que controlan el hambre y el apetito, lo que lleva a comer en exceso y a un aumento de peso. Además, la falta de sueño afecta la sensibilidad a la insulina, lo que empeora la diabetes tipo 2. Dormir entre 7 y 9 horas por noche es esencial para mantener un equilibrio hormonal adecuado y para mejorar la salud física y mental.

Otro hábito clave para el control de las enfermedades crónicas es la **abstención de hábitos nocivos**, como el tabaquismo y el consumo excesivo de alcohol. El tabaco es uno de los principales factores de riesgo para el desarrollo de enfermedades cardíacas, cáncer y enfermedades respiratorias crónicas, ya que daña las arterias, eleva la presión arterial y aumenta el riesgo de coágulos sanguíneos.

Abandonar el tabaco no solo mejora la salud cardiovascular, sino que también reduce el riesgo de cáncer de pulmón y mejora la capacidad pulmonar, lo que es crucial para las personas con enfermedades respiratorias. En cuanto al alcohol, su consumo excesivo puede elevar la presión arterial, aumentar los niveles de triglicéridos en la sangre y contribuir a la acumulación de grasa abdominal, lo que agrava las enfermedades crónicas.

Beber con moderación, o evitarlo por completo, puede tener efectos positivos en la salud a largo plazo.

Finalmente, el apoyo social es otro factor importante en el manejo de las enfermedades crónicas. Las personas que cuentan con una red de apoyo, ya sea familiar, amigos o grupos de apoyo, suelen tener mejores resultados en el manejo de sus enfermedades.

El apoyo emocional y social ayuda a reducir el estrés, mejora la adherencia a los tratamientos y promueve hábitos de vida más saludables. Además, las personas con apoyo social tienden a ser más activas físicamente y a seguir mejor las recomendaciones médicas, lo que mejora el control de las enfermedades crónicas.

En resumen, el **control de las enfermedades crónicas a través de hábitos de vida** es posible mediante la adopción de una alimentación saludable, el ejercicio regular, el manejo del estrés, el descanso adecuado y la abstención de hábitos nocivos.

Estos cambios en el estilo de vida no solo mejoran la calidad de vida, sino que también reducen el riesgo de complicaciones graves y promueven una mayor longevidad. Aunque las enfermedades crónicas pueden ser difíciles de manejar, adoptar hábitos saludables es una estrategia efectiva para mejorar la salud y vivir de manera plena y activa.

Conexión social: cómo el apoyo mutuo fortalece la salud.

La conexión social y el apoyo mutuo son factores fundamentales que influyen en la salud y el bienestar de las personas. Numerosas investigaciones han demostrado que las relaciones interpersonales sólidas y el sentido de pertenencia a una comunidad no solo mejoran la salud mental y emocional, sino que también tienen un impacto directo en la salud física.

El apoyo mutuo, que incluye tanto el dar como el recibir apoyo emocional, material o práctico, fortalece la resiliencia ante las dificultades, mejora la capacidad de enfrentarse al estrés y, a largo plazo, contribuye a una vida más saludable y longeva.

En un mundo cada vez más interconectado, pero también más individualizado, mantener y fortalecer las conexiones sociales se ha convertido en un factor crucial para promover una vida plena y equilibrada.

Uno de los beneficios más claros de la conexión social es su capacidad para reducir el estrés. Las personas que cuentan con una red de apoyo, ya sea a través de amigos, familiares o compañeros, suelen enfrentar mejor los desafíos de la vida.

Compartir problemas y preocupaciones con otros no solo alivia la carga emocional, sino que también ofrece nuevas perspectivas y soluciones, lo que reduce los niveles de ansiedad y estrés.

El estrés crónico está relacionado con una serie de problemas de salud, como enfermedades cardíacas, hipertensión y trastornos inmunológicos.

Sin embargo, cuando las personas reciben apoyo emocional, su cuerpo responde mejor ante el estrés, liberando menos cortisol, la hormona del estrés, y manteniendo un estado más equilibrado tanto física como mentalmente.

El apoyo mutuo también tiene un impacto significativo en la salud mental. Mantener relaciones cercanas y significativas proporciona un sentido de pertenencia y seguridad emocional, lo que reduce el riesgo de desarrollar trastornos mentales como la depresión y la ansiedad.

La soledad y el aislamiento social, por el contrario, están asociados con un mayor riesgo de depresión, ansiedad y otros problemas de salud mental. Cuando las personas se sienten conectadas a otros y parte de una comunidad, tienen más probabilidades de experimentar emociones positivas, como la felicidad, la satisfacción con la vida y un mayor sentido de propósito.

Este bienestar emocional, a su vez, tiene efectos beneficiosos en la salud física, ya que reduce la inflamación, mejora la función inmunológica y protege el sistema cardiovascular.

Otro aspecto crucial de la conexión social es su capacidad para fomentar hábitos de vida saludables. Las personas que forman parte de redes sociales fuertes tienden a adoptar comportamientos más saludables, como hacer ejercicio regularmente, seguir una dieta equilibrada y evitar hábitos nocivos como el tabaquismo o el consumo excesivo de alcohol.

El apoyo mutuo no solo motiva a las personas a cuidar de sí mismas, sino que también facilita el acceso a recursos y conocimientos que promueven una vida más saludable. Por ejemplo, en las comunidades donde el sentido de pertenencia es fuerte, como en las Zonas Azules –regiones del mundo donde las personas viven más tiempo y con mejor calidad de vida–, los amigos y la familia juegan un papel activo en animarse mutuamente a mantener estilos de vida saludables, lo que contribuye a la longevidad.

Además, el apoyo social está vinculado con una mejora en la salud cardiovascular. Estudios han demostrado que las personas con conexiones sociales sólidas tienen menos probabilidades de desarrollar enfermedades cardíacas o de sufrir un accidente cerebrovascular.

Esto se debe, en parte, a la reducción del estrés y a la disminución de la presión arterial, pero también a los efectos positivos del apoyo social en la adopción de comportamientos saludables.

Las personas que se sienten respaldadas por su entorno social suelen estar más motivadas para cuidar de su salud y seguir las recomendaciones médicas, lo que incluye controlar su presión arterial, reducir el colesterol y mantener un peso saludable, factores clave para prevenir enfermedades cardiovasculares.

El apoyo mutuo también refuerza la resiliencia emocional y la capacidad de recuperación ante los desafíos de la vida.

Las personas que cuentan con una red de apoyo sólida tienen una mayor capacidad para enfrentar situaciones difíciles, como el duelo, la pérdida de empleo o los problemas de salud.

El respaldo emocional que proporciona la conexión social actúa como un "colchón" que amortigua el impacto emocional de las adversidades, permitiendo que las personas se recuperen más rápidamente y con menos secuelas. Esta capacidad de resiliencia es crucial no solo para la salud mental, sino también para la física, ya que reduce la probabilidad de que el estrés crónico afecte el sistema inmunológico y otros sistemas vitales del cuerpo.

El sentido de pertenencia que surge de la conexión social también proporciona un propósito y dirección en la vida. Sentirse parte de una comunidad o tener relaciones significativas otorga a las personas una razón para levantarse cada día, lo que está directamente relacionado con una mayor longevidad.

En Okinawa, Japón, por ejemplo, los habitantes practican el "ikigai," que se traduce como "la razón para vivir," "el propósito." Este sentido de propósito es compartido y fortalecido a través de las conexiones sociales, y ayuda a las personas a mantenerse activas física y mentalmente, lo que contribuye a su longevidad.

El propósito personal no solo mejora el bienestar emocional, sino que también fomenta hábitos saludables y reduce el riesgo de enfermedades relacionadas con el envejecimiento.

Otro aspecto en el que la conexión social beneficia la salud es en el fortalecimiento del sistema inmunológico. Los estudios sugieren que las personas que tienen una red social sólida tienen una mejor respuesta inmunitaria y son más resistentes a las infecciones.

Esto se debe a que el apoyo emocional reduce el estrés crónico, que debilita el sistema inmunológico, y fomenta un estado mental positivo, lo que está vinculado a una mayor producción de células inmunitarias. Las personas que se sienten respaldadas emocionalmente son menos propensas a enfermarse y, cuando lo hacen, tienden a recuperarse más rápido que aquellas que experimentan soledad o aislamiento social.

Además, la conexión social es especialmente importante en el envejecimiento saludable. A medida que las personas envejecen, mantener relaciones interpersonales cercanas y significativas es fundamental para prevenir la soledad y el aislamiento, que son factores de riesgo para el deterioro cognitivo y las enfermedades neurodegenerativas.

Las personas mayores que siguen involucradas en sus comunidades y que mantienen relaciones activas con familiares y amigos tienden a ser más mentalmente ágiles y a presentar un menor riesgo de desarrollar enfermedades como el Alzheimer.

Las actividades sociales también estimulan la mente, promueven la curiosidad intelectual y proporcionan un sentido de propósito, todos ellos factores clave para un envejecimiento saludable.

Por último, la conexión social y el apoyo mutuo fomentan un enfoque colaborativo hacia el bienestar. Al estar en contacto con personas que comparten valores y metas similares, las personas se sienten más motivadas para participar en actividades que mejoren su bienestar, como practicar deportes en grupo, asistir a clases de meditación o participar en actividades comunitarias.

Estas experiencias compartidas no solo fortalecen los lazos sociales, sino que también crean un entorno positivo donde las personas se sienten apoyadas en sus esfuerzos por mantener una buena salud. La colaboración y el apoyo mutuo hacen que sea más fácil adoptar y mantener hábitos de vida saludables, lo que contribuye a una vida más larga y con mayor bienestar.

La conexión social y el apoyo mutuo son esenciales para promover una buena salud física, mental y emocional. Las relaciones interpersonales sólidas proporcionan apoyo emocional, reducen el estrés, fomentan hábitos de vida saludables y fortalecen la resiliencia ante los desafíos de la vida.

Estas conexiones no solo mejoran la calidad de vida, sino que también están vinculadas con una mayor longevidad y una mejor salud general. En un mundo donde el aislamiento social y la soledad son cada vez más comunes, es más importante que nunca cultivar y mantener relaciones significativas que nos permitan prosperar y vivir de manera plena.

El poder del propósito, el ikigai en las culturas longevas.

El **poder del propósito** es un factor clave que influye directamente en la longevidad y en la calidad de vida de las personas, y este concepto se refleja de manera notable en el **ikigai**, un término japonés que significa "la razón de ser" o "la razón para levantarse cada mañana".

El ikigai es un pilar fundamental en las culturas longevas, especialmente en Okinawa, Japón, una de las regiones conocidas como Zonas Azules, donde las personas viven más tiempo y de manera más saludable que el promedio mundial.

El concepto de ikigai no solo abarca el propósito laboral o profesional, sino que también incluye cualquier actividad o conexión que otorgue sentido y satisfacción a la vida cotidiana, desde las relaciones personales hasta el cuidado de la salud.

Este enfoque de vida, profundamente arraigado en las comunidades longevas, destaca cómo tener un propósito claro puede mejorar el bienestar físico, mental y emocional, y cómo ese propósito puede extender la vida de manera significativa.

El **ikigai** es un concepto central en la longevidad porque proporciona a las personas una motivación intrínseca para seguir adelante, independientemente de la edad. En las culturas longevas como la de Okinawa, el ikigai se refiere a la idea de que cada individuo tiene una misión o razón especial para vivir, ya sea cuidar de la familia, cultivar un huerto, participar en actividades comunitarias o seguir aprendiendo y explorando nuevos intereses.

Este sentido de propósito les da una razón para mantenerse activos y comprometidos con la vida, lo que, a su vez, promueve hábitos saludables y una actitud positiva hacia el envejecimiento. Las personas que tienen un ikigai fuerte tienden a disfrutar de una mayor satisfacción con la vida, menos estrés y una mayor resiliencia emocional, todos ellos factores que contribuyen a una vida más larga y plena.

Uno de los aspectos más poderosos del **ikigai** es su impacto en la **salud mental**. Las personas que tienen un sentido claro de propósito suelen experimentar menos ansiedad y depresión, ya que se sienten conectadas con algo más grande que ellas mismas.

Este propósito les da un marco de referencia para interpretar los eventos de la vida, incluidas las dificultades, desde una perspectiva positiva y significativa. En lugar de verse atrapadas en pensamientos negativos o en preocupaciones sobre el envejecimiento, las personas con un ikigai fuerte tienden a ver la vida como una oportunidad continua para contribuir y crecer.

Este sentido de significado también reduce la percepción del estrés, lo que mejora la salud mental y protege al cerebro de los efectos negativos del estrés crónico, como la fatiga mental, la ansiedad y la depresión.

El **ikigai** también tiene un impacto directo en la **salud
física**. El propósito en la vida motiva a las personas a cuidar mejor de su cuerpo y a mantenerse activas durante
más tiempo. En Okinawa, por ejemplo, muchos ancianos
siguen trabajando en sus huertos, caminando largas distancias y realizando actividades físicas ligeras todos los
días, no porque sea una obligación, sino porque lo ven
como parte de su propósito de vida.

Este enfoque natural hacia la actividad física no solo fortalece el cuerpo, sino que también mejora la salud cardiovascular, reduce el riesgo de enfermedades crónicas como
la diabetes y la hipertensión, y mantiene la movilidad a lo
largo de los años.

Al estar profundamente conectados con su ikigai, los habitantes de Okinawa no ven la vejez como una etapa de declive, sino como una oportunidad para seguir contribuyendo y viviendo de manera activa.

Otro aspecto importante del **ikigai** es que fomenta **relaciones interpersonales significativas**. Parte del propósito de muchas personas en culturas longevas está relacionado con el cuidado de los demás, ya sea dentro de la
familia, el círculo de amigos o la comunidad en general. El
ikigai impulsa a las personas a nutrir sus relaciones sociales, lo que, a su vez, les brinda apoyo emocional y una mayor sensación de pertenencia.

En Okinawa, el concepto de "moai" es un buen ejemplo de
cómo el ikigai está conectado con las relaciones interpersonales.

Los moai son grupos de amigos cercanos que se apoyan mutuamente a lo largo de sus vidas, y esta red de apoyo brinda un sentido de propósito y seguridad emocional, lo que ayuda a reducir el estrés y a mejorar la salud mental y física.

Las personas que se sienten conectadas y valoradas dentro de una comunidad tienen menos probabilidades de experimentar soledad, un factor que se ha relacionado con un mayor riesgo de mortalidad prematura y problemas de salud mental.

El poder del propósito también se extiende a la capacidad de las personas para enfrentar y superar las adversidades. Tener un ikigai fuerte brinda una fuente interna de motivación que ayuda a las personas a sobrellevar los momentos difíciles y a encontrar significado incluso en las situaciones más complicadas.

En las culturas longevas, se observa que las personas mayores que tienen un propósito claro en la vida suelen mostrar una mayor resiliencia emocional y una mejor capacidad para adaptarse a los cambios inevitables que trae el envejecimiento.

Esta resiliencia no solo les permite mantener una actitud positiva ante las dificultades, sino que también tiene un impacto directo en su salud física, ya que el estrés crónico y la falta de propósito están relacionados con el deterioro de la salud.

El **ikigai** también está vinculado con una **actitud positiva hacia el envejecimiento**. En muchas culturas, el envejecimiento se percibe como una etapa de declive y pérdida, lo que puede llevar a una disminución del bienestar emocional y de la motivación para seguir cuidando de la salud. Sin embargo, en las culturas longevas que valoran el ikigai, el envejecimiento se ve como una oportunidad para seguir contribuyendo a la comunidad y a la familia, lo que promueve un sentido de valía y una actitud optimista hacia los años avanzados.

Esta mentalidad positiva no solo mejora la calidad de vida, sino que también se ha relacionado con una mayor longevidad, ya que las personas que ven el envejecimiento de manera favorable tienden a cuidarse mejor, a mantenerse activas y a experimentar menos estrés.

El poder del ikigai también se manifiesta en la capacidad de las personas para seguir aprendiendo y desarrollándose a lo largo de la vida. Tener un propósito claro motiva a las personas a mantenerse mentalmente activas y a seguir desafiándose a sí mismas, lo que es fundamental para mantener la agudeza cognitiva y prevenir el deterioro mental relacionado con la edad.

Las personas que tienen un ikigai fuerte tienden a buscar nuevas experiencias, a seguir aprendiendo y a involucrarse en actividades que estimulan la mente, lo que les ayuda a mantenerse mentalmente ágiles y a reducir el riesgo de enfermedades neurodegenerativas, como el Alzheimer.

Este compromiso constante con el crecimiento personal y la curiosidad intelectual es un factor clave para mantener la salud cognitiva a lo largo de la vida.

Al tener un propósito claro que les motiva, estas personas permanecen activas mentalmente, desafiándose a sí mismas con nuevas tareas, adquiriendo habilidades y explorando diferentes intereses.

Esta estimulación cognitiva no solo mantiene el cerebro en funcionamiento óptimo, sino que también contribuye a crear nuevas conexiones neuronales, un factor protector contra el deterioro cognitivo y las enfermedades relacionadas con la edad, como el Alzheimer.

El ikigai, al proporcionar un sentido de propósito y dirección, fomenta una mentalidad de crecimiento continuo que apoya tanto la longevidad como el bienestar mental.

Este enfoque hacia el aprendizaje continuo y el crecimiento personal es uno de los factores clave que contribuyen a la longevidad en las Zonas Azules.

El poder del propósito, ejemplificado en el concepto de **ikigai** en las culturas longevas, es un elemento esencial para una vida larga y saludable.

Tener un propósito claro proporciona motivación, resiliencia emocional y una razón para mantenerse activo y comprometido con la vida, lo que mejora tanto la salud física como la mental.

El ikigai no solo fomenta hábitos saludables y relaciones significativas, sino que también ofrece una fuente interna de satisfacción y bienestar que ayuda a las personas a envejecer con gracia, optimismo y una sensación de plenitud.

En las culturas longevas, el ikigai es una fuerza poderosa que no solo extiende la vida, sino que asegura que esos años adicionales se vivan con propósito, significado y una profunda conexión con la comunidad y el mundo.

Capítulo 7.

Cómo las Zonas Azules Inspiran un Enfoque Saludable de la Longevidad

Las Zonas Azules son regiones del mundo donde las personas viven significativamente más tiempo y de manera más saludable que en otras partes del planeta. Estas áreas incluyen Okinawa (Japón), Cerdeña (Italia), Icaria (Grecia), la península de Nicoya (Costa Rica) y Loma Linda (California, Estados Unidos).

En estas comunidades, la esperanza de vida es mayor, y las tasas de enfermedades crónicas, como la diabetes, las enfermedades cardíacas y el cáncer, son notablemente bajas. Los habitantes de las Zonas Azules no solo viven más tiempo, sino que también experimentan una mejor calidad de vida durante sus años avanzados, manteniéndose activos, mentalmente ágiles y socialmente conectados.

El enfoque de vida que practican en estas regiones ha inspirado a expertos en salud y bienestar a identificar los hábitos y estilos de vida que promueven una longevidad saludable y sostenible.

Uno de los aspectos más inspiradores de las Zonas Azules es su enfoque en la alimentación basada en plantas. Las dietas en estas regiones se caracterizan por un alto consumo de alimentos frescos, integrales y no procesados, especialmente frutas, verduras, legumbres, granos enteros y grasas saludables como el aceite de oliva y los frutos secos.

La carne, los productos procesados y el azúcar refinado son consumidos en cantidades mínimas o moderadas. En Icaria, Grecia, por ejemplo, la dieta mediterránea se basa en el aceite de oliva, las verduras frescas, las legumbres y el pescado ocasional. Este tipo de alimentación está repleta de antioxidantes, vitaminas, minerales y fibra, que no solo promueven la salud cardiovascular, sino que también reducen el riesgo de enfermedades crónicas y fortalecen el sistema inmunológico.

La dieta en las Zonas Azules inspira un enfoque equilibrado de la nutrición que prioriza los alimentos naturales y de origen vegetal, lo que se traduce en una mayor longevidad.

Otro factor clave que inspira un enfoque saludable de la longevidad en las Zonas Azules es la actividad física constante pero moderada. A diferencia de los enfoques occidentales que se centran en el ejercicio intenso y estructurado, las personas en estas regiones integran el movimiento en su vida diaria de manera natural.

Caminar, trabajar en el jardín, cuidar de la familia y realizar tareas domésticas son actividades comunes que mantienen a las personas físicamente activas a lo largo de toda su vida. En Cerdeña, Italia, los pastores caminan largas distancias en terrenos montañosos todos los días, lo que les permite mantener una excelente salud cardiovascular y muscular.

Este enfoque de la actividad física es accesible para personas de todas las edades, lo que garantiza que incluso en la vejez, los habitantes de las Zonas Azules se mantengan activos, móviles y funcionales. La clave no está en el ejercicio extremo, sino en la consistencia del movimiento diario.

El manejo del estrés también es un componente fundamental en la longevidad de las Zonas Azules. Las personas que viven en estas regiones han desarrollado prácticas cotidianas que les ayudan a reducir el estrés y a mantenerse emocionalmente equilibrados.

En Icaria, las siestas diarias forman parte de la rutina, lo que permite a las personas descansar y desconectar de las presiones diarias.

El manejo efectivo del estrés ayuda a prevenir problemas de salud relacionados con el estrés crónico, como las enfermedades cardíacas y la hipertensión, y promueve un mayor bienestar emocional. Las lecciones de las Zonas Azules en este aspecto inspiran a adoptar prácticas de autocuidado que reduzcan el estrés, como la meditación, la respiración profunda o simplemente hacer pausas regulares para relajarse.

El sentido de comunidad y apoyo social es otro aspecto inspirador de la longevidad en las Zonas Azules. Las personas en estas regiones tienen fuertes conexiones sociales, viven rodeadas de familiares y amigos, y participan activamente en sus comunidades. Este sentido de pertenencia y apoyo mutuo les proporciona una red de seguridad emocional que les ayuda a manejar mejor los desafíos de la vida, como la enfermedad o la pérdida.

Las relaciones interpersonales profundas reducen el estrés, mejoran la salud mental y emocional y fomentan una mayor sensación de propósito y satisfacción.

El apoyo social es esencial para la longevidad, ya que las personas que se sienten conectadas y respaldadas tienen menos probabilidades de sufrir depresión, soledad y ansiedad, lo que tiene un impacto directo en su salud física.

Además, las personas en las Zonas Azules tienen un fuerte sentido de propósito, lo que les motiva a mantenerse activos y comprometidos con la vida a lo largo de los años. Este propósito, conocido como "ikigai" en Okinawa, Japón, o "plan de vida" en Nicoya, Costa Rica, les da una razón para levantarse cada día y continuar contribuyendo a sus familias y comunidades.

Tener un propósito claro se ha vinculado con una mayor longevidad, ya que otorga motivación y energía para seguir cuidando de la salud física y mental. Las personas que tienen un sentido de propósito tienden a enfrentar el envejecimiento con una actitud positiva, lo que les ayuda a mantenerse activos y mentalmente ágiles.

El descanso adecuado también es un elemento crucial en las Zonas Azules. Dormir lo suficiente permite que el cuerpo se regenere, que el sistema inmunológico se fortalezca y que el cerebro procese la información del día. El descanso de calidad es fundamental para la longevidad, ya que la falta de sueño se asocia con una mayor incidencia de enfermedades crónicas como la diabetes, la hipertensión y las enfermedades cardíacas.

En las Zonas Azules, el descanso no solo se refiere al sueño nocturno, sino también a pausas regulares durante el día para relajarse y desconectar, como las siestas en Icaria. Este enfoque equilibra la actividad con el descanso, promoviendo un bienestar integral.

Finalmente, el equilibrio y la moderación son principios clave en las Zonas Azules que inspiran un enfoque saludable de la longevidad. Las personas en estas regiones practican la moderación en todas las áreas de su vida, desde la alimentación hasta el trabajo y el descanso.

La práctica de moderación no solo ayuda a mantener un peso saludable, sino que también reduce el riesgo de enfermedades crónicas y promueve una vida más larga.

Las Zonas Azules inspiran un enfoque holístico y equilibrado de la longevidad, basado en hábitos sencillos pero poderosos que promueven una vida larga, saludable y plena. La alimentación basada en plantas, la actividad física constante, el manejo del estrés, el sentido de comunidad, el propósito de vida, el descanso adecuado y la moderación son los principios clave que guían estas culturas longevas.

Estas lecciones ofrecen un modelo claro de cómo pequeños cambios en el estilo de vida pueden tener un impacto profundo en la salud y en la calidad de vida a medida que envejecemos. Al adoptar estos hábitos, es posible no solo vivir más tiempo, sino también disfrutar de esos años con vitalidad y bienestar.

El enfoque holístico de la salud en las zonas azules

El enfoque holístico de la salud en las Zonas Azules es uno de los pilares fundamentales que contribuyen a la longevidad y al bienestar general de las personas que viven en estas regiones. Las Zonas Azules, como Okinawa en Japón, Cerdeña en Italia, Icaria en Grecia, la Península de Nicoya en Costa Rica y Loma Linda en Estados Unidos, son áreas donde las personas no solo viven más tiempo, sino que también disfrutan de una mejor calidad de vida a lo largo de sus años.

A diferencia de los enfoques fragmentados que tienden a separar los aspectos físicos, mentales y emocionales de la salud, el enfoque holístico de las Zonas Azules trata al individuo como un todo, integrando diversos aspectos de la vida diaria para mantener el equilibrio y la armonía en cuerpo, mente y espíritu.

Este enfoque global se basa en la combinación de hábitos saludables, conexiones sociales fuertes, una dieta equilibrada, actividad física constante y el manejo eficaz del estrés, todo enmarcado en un sentido profundo de propósito y bienestar comunitario.

Uno de los elementos más importantes del enfoque holístico en las Zonas Azules es la dieta equilibrada, que se centra en alimentos naturales, principalmente de origen vegetal, y evita los productos ultraprocesados.

Las personas en estas regiones consumen principalmente frutas, verduras, legumbres, granos enteros y grasas saludables, como el aceite de oliva y los frutos secos. En Okinawa, por ejemplo, la dieta incluye una abundante cantidad de vegetales de hoja verde, batatas y tofu, mientras que en Icaria y Cerdeña, la dieta mediterránea es rica en legumbres, aceite de oliva, pescado y una cantidad moderada de carne.

Este enfoque alimenticio no solo asegura una ingesta adecuada de nutrientes esenciales, sino que también favorece la salud cardiovascular y reduce el riesgo de enfermedades crónicas como la diabetes y el cáncer.

Además, la práctica de la moderación en la alimentación, como el "hara hachi bu" en Okinawa, que implica comer solo hasta estar al 80% lleno, evita el exceso de calorías y promueve un peso saludable a lo largo de la vida.

Además de la alimentación, la actividad física moderada pero constante es otro pilar del enfoque holístico de la salud en las Zonas Azules. En estas regiones, el ejercicio no se percibe como una tarea obligatoria o intensa, sino que está integrado de manera natural en la vida diaria.

Caminar largas distancias, trabajar en el jardín, realizar actividades domésticas o moverse de un lugar a otro de manera activa son ejemplos de cómo los habitantes de las Zonas Azules mantienen su cuerpo en movimiento de forma regular.

En Cerdeña, los pastores caminan kilómetros a través de terrenos montañosos como parte de su vida diaria, lo que ayuda a mantener una buena salud cardiovascular y muscular sin necesidad de ejercicios extenuantes. Esta actividad física constante pero no agotadora es clave para mantener el cuerpo ágil y fuerte durante toda la vida, reduciendo el riesgo de enfermedades relacionadas con el sedentarismo, como la obesidad y la hipertensión.

El manejo del estrés también es un aspecto esencial del enfoque holístico de la salud en las Zonas Azules. Las personas en estas regiones han desarrollado estrategias efectivas para reducir el estrés y promover la calma emocional. En Icaria, Grecia, las siestas son una práctica cotidiana que les permite desconectar y relajarse, lo que ayuda a reducir los niveles de cortisol, la hormona del estrés.

En Loma Linda, los adventistas del séptimo día practican el descanso semanal dedicando un día completo a la espiritualidad, el descanso y la reflexión, como hemos dicho antes.

Esta desconexión regular de las demandas diarias ayuda a proteger el cuerpo de los efectos dañinos del estrés crónico, como la inflamación, la hipertensión y los problemas de salud mental. El enfoque holístico en las Zonas Azules enseña que gestionar el estrés es tan importante como cuidar el cuerpo físico, y por ello las personas buscan continuamente formas de equilibrar su mente y espíritu con técnicas de relajación y prácticas que fomenten la paz interior.

Un componente clave del enfoque holístico en las Zonas Azules es el sentido de comunidad y las conexiones sociales fuertes. Las relaciones interpersonales profundas y significativas son fundamentales para el bienestar de las personas que viven en estas regiones. La vida social en las Zonas Azules está marcada por un fuerte sentido de pertenencia y apoyo mutuo.

En Okinawa, por ejemplo, las personas forman parte de grupos de amigos conocidos como "moai," que se apoyan mutuamente a lo largo de toda la vida.

Estas conexiones sociales proporcionan apoyo emocional, lo que reduce el riesgo de enfermedades relacionadas con el aislamiento y la soledad, como la depresión y la ansiedad.

Las relaciones interpersonales en estas comunidades también fomentan una sensación de seguridad y tranquilidad, lo que contribuye a una mayor estabilidad emocional. En Cerdeña, los ancianos son respetados y valorados por sus familias y comunidades, lo que refuerza su autoestima y les proporciona un propósito continuo en la vida.

El sentido de propósito está intrínsecamente vinculado con la longevidad, ya que otorga a las personas una fuente constante de motivación y satisfacción personal. Tener un propósito en la vida no solo mejora el bienestar emocional, sino que también fomenta hábitos saludables y reduce el estrés. Las personas con un propósito claro tienden a mantenerse más activas y comprometidas, lo que contribuye a una vida más larga y con mejor calidad.

El descanso adecuado es otra pieza fundamental del enfoque holístico de la salud en las Zonas Azules.

Dormir lo suficiente cada noche

Te permite que el cuerpo se regenere y se repare, lo que es crucial para mantener un sistema inmunológico fuerte y un cerebro saludable. La falta de sueño está relacionada con una serie de problemas de salud, como la obesidad, la diabetes y las enfermedades cardíacas.

En las Zonas Azules, el descanso no solo se refiere al sueño nocturno, sino también a la capacidad de tomarse pausas durante el día para relajarse y recargar energías. El equilibrio entre actividad y descanso es esencial para preservar la salud física y mental a lo largo de los años.

El enfoque holístico de la salud en las Zonas Azules también se extiende a la espiritualidad y la conexión con la naturaleza. En Loma Linda, los adventistas del séptimo día no solo promueven una dieta saludable y el descanso, sino que también practican la espiritualidad como una forma de conectar con algo más grande que ellos mismos. Esta conexión espiritual ofrece una sensación de paz, propósito y pertenencia que refuerza el bienestar emocional y mental.

Del mismo modo, el contacto con la naturaleza en regiones como Icaria y Nicoya tiene un efecto restaurador. Pasar tiempo al aire libre, rodeado de montañas, océanos o jardines, ayuda a reducir el estrés, mejorar el estado de ánimo y fortalecer el cuerpo.

Así que, el enfoque holístico de la salud en las Zonas Azules se basa en la integración de diversos aspectos de la vida diaria para lograr un equilibrio completo entre el cuerpo, la mente y el espíritu. La combinación de una dieta equilibrada, actividad física moderada, manejo del estrés, relaciones sociales significativas, un sentido claro de propósito y un descanso adecuado, junto con una conexión espiritual y con la naturaleza, crea una fórmula poderosa para una vida larga y saludable.

Este enfoque global de la salud no solo mejora la calidad de vida, sino que también ofrece un modelo de cómo pequeños cambios en el estilo de vida pueden tener un impacto profundo en la longevidad y el bienestar general. Las lecciones de las Zonas Azules nos muestran que una vida plena y longeva es posible cuando tratamos al individuo de manera integral, cuidando de todos los aspectos de su ser.

La influencia de la espiritualidad en la longevidad.

La influencia de la espiritualidad en la longevidad es un tema profundamente estudiado que resalta la relación entre las prácticas espirituales, el bienestar emocional y físico, y la extensión de la vida. Aunque la espiritualidad puede expresarse de diversas maneras según las culturas y creencias, su impacto en la salud es significativo.

La espiritualidad no solo ofrece consuelo emocional y mental, sino que también promueve un enfoque equilibrado de la vida, que incluye la reducción del estrés, el fomento de la resiliencia, la creación de vínculos sociales sólidos y, en muchos casos, la adopción de hábitos de vida saludables.

Estas dimensiones, cuando se integran, contribuyen a una mayor longevidad, ofreciendo una vida más equilibrada y significativa.

Uno de los factores más influyentes de la espiritualidad en la longevidad es su capacidad para reducir el estrés. Las personas que practican algún tipo de espiritualidad, ya sea a través de la oración, la meditación, el yoga o la participación en rituales religiosos, tienden a experimentar niveles más bajos de ansiedad y estrés.

La espiritualidad proporciona una perspectiva trascendental que ayuda a las personas a ver los problemas cotidianos desde una óptica más amplia. Al confiar en una fuerza superior o en un propósito más grande, las personas desarrollan una mayor capacidad para aceptar las dificultades con serenidad y menos angustia.

Esto se traduce en menores niveles de cortisol, la hormona del estrés, que, en exceso, está asociada con problemas crónicos de salud como enfermedades cardíacas, hipertensión y trastornos inmunológicos. Al disminuir el estrés crónico, la espiritualidad protege la salud física y mental, favoreciendo una vida más longeva.

La resiliencia emocional

La espiritualidad también está profundamente vinculada con la resiliencia emocional, que es crucial para la longevidad. Las personas que practican la espiritualidad tienden a encontrar significado y propósito incluso en situaciones difíciles.

En muchas tradiciones espirituales, el sufrimiento es visto como una oportunidad de crecimiento o como parte de un plan divino, lo que permite que los creyentes afronten las dificultades con mayor fortaleza.

Esta capacidad de encontrar sentido en los momentos complicados les ayuda a recuperarse más rápidamente de los golpes emocionales y a mantener una actitud positiva, lo que tiene un efecto directo en la salud. La resiliencia emocional protege contra los efectos negativos del estrés prolongado, lo que se traduce en una mejor función inmunológica, una mayor estabilidad emocional y, en consecuencia, una mayor longevidad.

Otro factor importante de la influencia de la espiritualidad en la longevidad es que muchas tradiciones espirituales promueven hábitos de vida saludables. Las prácticas religiosas y espirituales a menudo alientan a sus seguidores a adoptar una vida más saludable, incluyendo dietas equilibradas, la abstención del alcohol y el tabaco, y la práctica del descanso adecuado.

Un ejemplo claro es la comunidad adventista del séptimo día en Loma Linda, California, una de las Zonas Azules, donde la gente vive significativamente más tiempo que el promedio. Esta comunidad sigue una dieta mayoritariamente vegetariana, evita el consumo de sustancias dañinas y observa un día de descanso completo cada semana, lo que reduce el estrés y promueve la reflexión espiritual.

Estas prácticas no solo mejoran la salud física al prevenir enfermedades crónicas, sino que también proporcionan un equilibrio emocional y mental que contribuye a la longevidad.

La espiritualidad también está estrechamente vinculada con el desarrollo de conexiones sociales sólidas, un aspecto clave para la longevidad. Las personas que participan en comunidades espirituales o religiosas suelen tener redes de apoyo emocional más fuertes, lo que les proporciona un sentido de pertenencia y seguridad emocional.

Las investigaciones muestran que las personas con conexiones sociales profundas y significativas tienen menos probabilidades de sufrir depresión, ansiedad y soledad, factores que están relacionados con el deterioro de la salud física y mental. Las comunidades espirituales a menudo fomentan el cuidado mutuo, lo que fortalece los lazos sociales y contribuye al bienestar emocional.

Estos vínculos interpersonales son fundamentales para la longevidad, ya que el apoyo emocional y social reduce los niveles de estrés, mejora la función inmunológica y ayuda a las personas a enfrentar mejor los desafíos de la vida.

El sentido de propósito es otra dimensión de la espiritualidad que tiene una influencia notable en la longevidad. Muchas tradiciones espirituales enseñan que la vida tiene un propósito más allá de las metas materiales o individuales, lo que da a las personas una razón profunda para seguir adelante incluso en la vejez.

Este sentido de propósito, ya sea servir a los demás, seguir un llamado espiritual o contribuir a la comunidad, proporciona motivación y energía para mantenerse activo y comprometido con la vida. Las personas que tienen un propósito claro tienden a cuidar mejor de su salud, a mantenerse mentalmente activas y a seguir socialmente involucradas, lo que contribuye a una mayor longevidad.

En las Zonas Azules, el propósito se expresa de manera clara: en Okinawa, Japón, lo llaman "ikigai," que significa "razón de ser," y en Nicoya, Costa Rica, es el "plan de vida," un objetivo que les motiva a mantenerse activos y saludables.

La espiritualidad también tiene un impacto positivo en la salud mental.

Prácticas espirituales como la meditación y la oración ayudan a calmar la mente y a mejorar la concentración, lo que contribuye a una mayor claridad mental y a una mejor función cognitiva a lo largo del tiempo.

La meditación, por ejemplo, ha demostrado tener efectos neuroprotectores al aumentar la plasticidad cerebral y reducir los niveles de estrés, lo que protege al cerebro de enfermedades neurodegenerativas como el Alzheimer.

La espiritualidad también proporciona una estructura para enfrentar los desafíos mentales y emocionales, lo que permite a las personas abordar los problemas de salud mental desde una perspectiva más equilibrada y menos angustiante. Esta capacidad para mantener la calma y la claridad mental a través de la espiritualidad contribuye a una mayor longevidad.

Por último, la conexión con algo más grande que uno mismo, que ofrece la espiritualidad, proporciona una sensación de paz y aceptación que puede reducir el miedo y la ansiedad relacionados con el envejecimiento y la muerte.

Al integrar una visión más amplia de la vida, muchas personas espirituales desarrollan una actitud de aceptación hacia la muerte, lo que les permite vivir el proceso de envejecimiento con mayor serenidad y menos angustia. Este enfoque más tranquilo y equilibrado hacia el ciclo de la vida no solo mejora la calidad de vida en los años avanzados, sino que también se ha vinculado con una mayor longevidad.

Nutrición intuitiva y la conexión con los alimentos.

La nutrición intuitiva es un enfoque alimenticio que promueve la conexión consciente entre el cuerpo y la comida, basada en las señales internas de hambre y saciedad en lugar de reglas externas rígidas o dietas restrictivas. Este enfoque, cada vez más popular en el ámbito de la salud y el bienestar, se aleja de la idea de que ciertos alimentos son intrínsecamente buenos o malos, y se centra en la relación que las personas tienen con la comida.

La nutrición intuitiva busca restaurar esa conexión natural con los alimentos, confiando en la capacidad innata del cuerpo para regular la alimentación de manera equilibrada y saludable, en lugar de depender de patrones alimenticios impuestos desde afuera. A través de este enfoque, las personas aprenden a respetar sus necesidades físicas y emocionales, lo que lleva a una mejora tanto en la salud física como en el bienestar mental y emocional.

Uno de los principios fundamentales de la nutrición intuitiva es el reconocimiento de las señales de hambre y saciedad que el cuerpo emite. A lo largo del tiempo, muchas personas pierden la capacidad de interpretar adecuadamente estas señales debido a la influencia de dietas restrictivas o normas sociales sobre cómo, cuándo y cuánto comer.

La nutrición intuitiva enseña a reconectar con estas señales innatas, alentando a las personas a comer cuando realmente sienten hambre y a detenerse cuando están satisfechas, no cuando han cumplido con una cantidad predeterminada de comida. Esta sintonización con las señales del cuerpo fomenta una relación más saludable con los alimentos, ya que elimina la culpa o la obsesión por seguir reglas alimenticias estrictas y, en cambio, promueve un enfoque equilibrado y flexible.

El rechazo de las dietas restrictivas es otro componente central de la nutrición intuitiva. Las dietas tradicionales, a menudo centradas en la pérdida de peso rápida o en la exclusión de ciertos grupos de alimentos, pueden causar una desconexión con las señales del cuerpo y provocar una relación conflictiva con la comida.

Además, las dietas restrictivas suelen tener un efecto contraproducente, ya que pueden llevar a una relación disfuncional con los alimentos, marcada por episodios de restricción severa seguidos de atracones o sentimientos de culpa.

La nutrición intuitiva, en cambio, promueve una alimentación sin restricciones en la que todos los alimentos tienen cabida y donde se fomenta la flexibilidad. Al deshacerse de las reglas estrictas, las personas son capaces de recuperar la confianza en su capacidad para elegir alimentos que les proporcionen satisfacción y nutrición, sin caer en comportamientos alimentarios extremos.

Otro aspecto importante de la nutrición intuitiva es el enfoque en el disfrute y la satisfacción al comer. A diferencia de las dietas restrictivas que a menudo eliminan el placer de comer, la nutrición intuitiva alienta a las personas a disfrutar plenamente de sus comidas, desde la selección de los alimentos hasta el momento de comer.

Se trata de prestar atención a cómo se sienten los alimentos en el cuerpo y qué tipo de satisfacción brindan, tanto a nivel físico como emocional.

Al disfrutar del proceso de comer, las personas no solo tienen una experiencia más positiva con la comida, sino que también es menos probable que coman en exceso, ya que están más sintonizadas con sus niveles de saciedad. Este enfoque reduce los patrones alimenticios emocionales o impulsivos y promueve una relación más consciente con los alimentos.

La conexión emocional con los alimentos también es un elemento clave de la nutrición intuitiva. Muchas personas recurren a la comida como una forma de afrontar emociones difíciles, como el estrés, la tristeza o la ansiedad.

Aunque es natural que los alimentos puedan proporcionar consuelo en ciertos momentos, la nutrición intuitiva alienta a las personas a identificar y abordar las emociones subyacentes que pueden estar impulsando el comer emocional. En lugar de usar la comida como única fuente de consuelo, se fomenta que las personas encuentren otras formas saludables de lidiar con sus emociones, como la meditación, la actividad física o el diálogo con seres queridos.

Este proceso de introspección emocional ayuda a las personas a evitar el uso desmedido de los alimentos como un mecanismo de afrontamiento, lo que a su vez mejora tanto la salud física como el bienestar mental.

La aceptación corporal es otro principio esencial de la nutrición intuitiva. Este enfoque promueve la idea de que el valor de una persona no depende de su peso o apariencia física, y busca desafiar la cultura de la dieta que impone estándares de belleza poco realistas.

En lugar de centrarse en alcanzar un peso específico, la nutrición intuitiva se enfoca en el bienestar integral, que incluye la salud física, emocional y mental. Este enfoque fomenta una mayor autoestima y respeto por el cuerpo, lo que permite a las personas disfrutar de la comida sin culpa ni vergüenza. Al aceptar el cuerpo tal como es, se reduce la presión de cumplir con ideales poco realistas y se fomenta una relación más positiva y respetuosa con los alimentos y con uno mismo.

Además, la **conciencia plena o mindful eating** es una herramienta poderosa dentro de la nutrición intuitiva. El mindful eating implica estar completamente presente durante la experiencia de comer, prestando atención a los sabores, texturas, olores y sensaciones físicas que produce cada alimento.

Este enfoque consciente permite que las personas disfruten más plenamente de sus comidas, al tiempo que las ayuda a reconocer cuándo están satisfechas, lo que reduce la tendencia a comer en exceso. La alimentación consciente también fomenta una mayor conexión con los alimentos, lo que permite apreciar de manera más profunda el valor nutricional y la satisfacción emocional que brindan.

Practicar el mindful eating ayuda a evitar comer por inercia o de manera impulsiva, y en su lugar fomenta una experiencia alimentaria más rica y gratificante.

Un aspecto adicional de la nutrición intuitiva es la eliminación de la culpa en torno a los alimentos. La sociedad moderna a menudo promueve la idea de que ciertos alimentos son "buenos" o "malos", lo que genera sentimientos de culpa o vergüenza cuando se consumen ciertos tipos de alimentos.

La nutrición intuitiva desafía esta mentalidad al enseñar que todos los alimentos pueden formar parte de una dieta saludable, siempre que se coman con moderación y en respuesta a las señales de hambre y saciedad del cuerpo.

Al deshacerse de la culpa en torno a la comida, las personas pueden disfrutar de sus alimentos favoritos sin experimentar emociones negativas, lo que a su vez fomenta una relación más equilibrada y saludable con la comida.

Finalmente, la nutrición intuitiva no solo promueve la salud individual, sino que también fomenta una conexión más profunda con el entorno y con la procedencia de los alimentos. Este enfoque anima a las personas a ser más conscientes de dónde provienen sus alimentos, cómo se cultivan y cómo afectan al medio ambiente.

La nutrición intuitiva a menudo alienta la elección de alimentos frescos, locales y de temporada, lo que no solo beneficia la salud personal, sino que también promueve prácticas alimentarias más sostenibles.

Esta conexión con los alimentos, más allá de su valor nutritivo, invita a las personas a reflexionar sobre cómo sus decisiones alimentarias impactan en el mundo que las rodea, promoviendo una relación más consciente y respetuosa con los recursos naturales.

El equilibrio entre trabajo, vida y descanso

El equilibrio entre trabajo, vida y descanso es un concepto clave para mantener una vida saludable, productiva y satisfactoria. En un mundo cada vez más acelerado y exigente, encontrar el balance adecuado entre las responsabilidades laborales, las actividades personales y el tiempo para el descanso se ha vuelto un desafío constante para muchas personas.

La falta de este equilibrio puede generar altos niveles de estrés, agotamiento y una disminución general del bienestar, afectando tanto la salud física como mental. Sin embargo, lograr armonía entre estas tres áreas puede mejorar la calidad de vida, aumentar la productividad y promover una mayor satisfacción personal.

El trabajo es una parte esencial de la vida de la mayoría de las personas, no solo por ser una fuente de ingresos, sino también porque a menudo otorga un sentido de propósito y logro. Sin embargo, el exceso de trabajo o la incapacidad de desconectarse de las responsabilidades laborales puede llevar al burnout o agotamiento profesional, una condición que afecta tanto el rendimiento como la salud emocional.

El burnout es el resultado de una sobrecarga continua, que genera fatiga, falta de motivación y una actitud negativa hacia el trabajo. Para evitarlo, es crucial establecer límites claros entre el tiempo dedicado al trabajo y el tiempo personal, permitiendo una desconexión real al final del día laboral. Este equilibrio no solo mejora la calidad del trabajo realizado, sino que también permite una recuperación adecuada, lo que aumenta la energía y la creatividad a largo plazo.

El descanso es un pilar fundamental para alcanzar el equilibrio entre trabajo y vida personal. El descanso adecuado no se limita solo al sueño, aunque este es esencial para la regeneración del cuerpo y la mente, sino también a tomar pausas regulares a lo largo del día para desconectar del estrés laboral.

Dormir bien, generalmente entre siete y nueve horas por noche, es crucial para mantener una buena salud física, ya que durante el sueño el cuerpo repara tejidos, consolida la memoria y regula el sistema inmunológico.

La falta de sueño o el descanso insuficiente afecta directamente la capacidad cognitiva, la concentración y el estado de ánimo, lo que disminuye la productividad y aumenta el riesgo de errores en el trabajo. Además, el descanso mental durante el día, como tomarse breves pausas o practicar la desconexión digital, es igualmente importante. Estas pausas permiten reducir el estrés y evitar la fatiga acumulada, mejorando el rendimiento general.

Uno de los mayores retos en la búsqueda del equilibrio entre trabajo y descanso es la línea borrosa entre el tiempo laboral y el personal, especialmente con el auge del teletrabajo y las tecnologías que nos mantienen conectados las 24 horas del día. La disponibilidad continua a través del correo electrónico, las video-llamadas y las aplicaciones de mensajería puede hacer que el tiempo de descanso se vea invadido por las demandas laborales, lo que dificulta la desconexión mental.

Para contrarrestar este efecto, es necesario establecer límites claros, como desactivar las notificaciones fuera del horario de trabajo o crear espacios de trabajo dedicados, lo que ayuda a separar físicamente el tiempo laboral del personal. Estas prácticas permiten proteger el tiempo de descanso y disfrutar plenamente de la vida fuera del trabajo.

El tiempo personal o el tiempo para la vida fuera del trabajo es igualmente importante para lograr un equilibrio saludable. Dedicarse tiempo para realizar actividades placenteras, como practicar un hobby, pasar tiempo con amigos y familiares, o simplemente relajarse, es fundamental para el bienestar emocional.

Este tiempo permite a las personas desconectar del estrés y las responsabilidades laborales, recargar energías y cultivar intereses personales. Las relaciones interpersonales y las actividades recreativas son esenciales para la salud mental, ya que proporcionan un sentido de pertenencia, satisfacción y diversión, lo que a su vez refuerza la resiliencia emocional y reduce el riesgo de estrés crónico o ansiedad.

El equilibrio entre trabajo, vida y descanso no significa dividir equitativamente el tiempo entre estas áreas de forma rígida, sino encontrar una armonía que permita cumplir con las responsabilidades laborales, cuidar del bienestar personal y disfrutar del tiempo libre sin sentirse abrumado o agotado.

Este equilibrio es único para cada individuo, ya que depende de las circunstancias personales, las responsabilidades y las preferencias individuales.

Sin embargo, hay ciertos principios universales que pueden guiar a las personas en la búsqueda de este balance.

Primero, es importante establecer prioridades claras. Saber qué aspectos de la vida son más importantes en cada momento ayuda a distribuir mejor el tiempo y la energía. En algunos momentos, el trabajo puede requerir más atención, pero en otros, las necesidades personales o el descanso deben ser la prioridad.

Establecer estas prioridades de manera consciente y ajustarlas según las circunstancias evita el agotamiento y asegura que se está invirtiendo tiempo en lo que realmente importa.

Segundo, aprender a decir no a las demandas excesivas o innecesarias es fundamental para proteger el equilibrio. La sobrecarga de trabajo o de compromisos personales puede llevar a la fatiga y al estrés, por lo que es importante reconocer los propios límites y establecer barreras cuando sea necesario. Decir no de manera respetuosa, tanto en el ámbito laboral como en el personal, ayuda a gestionar mejor el tiempo y a evitar el desgaste.

Tercero, la gestión del tiempo es esencial para lograr el equilibrio entre trabajo, vida y descanso. El uso efectivo del tiempo permite cumplir con las responsabilidades laborales sin sacrificar el tiempo personal ni el descanso. Herramientas como la planificación diaria, el establecimiento de metas realistas y la priorización de tareas pueden ayudar a aumentar la eficiencia y evitar la procrastinación, lo que reduce la sensación de estar constantemente ocupado o estresado.

Finalmente, es fundamental reconocer la importancia del autocuidado. Cuidar de uno mismo implica no solo descansar adecuadamente, sino también mantener una alimentación balanceada, hacer ejercicio regular y buscar actividades que promuevan el bienestar emocional, como la meditación o el tiempo en la naturaleza.

El autocuidado fortalece la capacidad de las personas para enfrentar los desafíos laborales y personales con una mente clara y un cuerpo saludable. Invertir tiempo en el bienestar físico y emocional no es un lujo, sino una necesidad para mantener el equilibrio y evitar el agotamiento.

Capítulo 8.

Factores Clave para una Longevidad en Equilibrio con la Naturaleza

Los factores clave para una longevidad en equilibrio con la naturaleza se basan en la interacción armoniosa entre el ser humano y el entorno natural. A lo largo de la historia, las comunidades que han alcanzado una vida longeva y saludable han demostrado una profunda conexión con la naturaleza, aprovechando los recursos naturales de manera sostenible y manteniendo un estilo de vida que respeta el medio ambiente.

Este enfoque no solo promueve una mayor calidad de vida, sino que también fomenta la salud física, mental y emocional. En un mundo cada vez más urbanizado y tecnológicamente avanzado, redescubrir la importancia de vivir en armonía con la naturaleza puede ser una clave para una longevidad equilibrada y significativa.

Uno de los principales factores clave para una longevidad en equilibrio con la naturaleza es el acceso a una dieta basada en alimentos naturales y frescos. Las culturas longevas, como las que habitan en las Zonas Azules, tienden a consumir alimentos frescos, de temporada y locales, minimizando la dependencia de productos procesados y artificiales.

Una alimentación rica en frutas, verduras, legumbres, granos enteros y grasas saludables proporciona los nutrientes esenciales que el cuerpo necesita para mantenerse en buen estado. Además, al consumir productos de origen vegetal y alimentos no procesados, se reduce el riesgo de enfermedades crónicas como la diabetes, la hipertensión y las enfermedades cardíacas, que suelen estar asociadas con dietas ricas en grasas saturadas y azúcares refinados.

Este tipo de alimentación, que proviene directamente de la naturaleza, no solo favorece la salud, sino que también disminuye el impacto ambiental al reducir la huella de carbono y el uso de recursos intensivos.

Otro factor clave es la actividad física natural y constante, que está profundamente conectada con el entorno. Las personas longevas suelen llevar vidas físicamente activas, no necesariamente por medio de ejercicios estructurados en gimnasios, sino a través de actividades cotidianas como caminar, trabajar en el campo o en el jardín, y realizar tareas manuales.

Estas actividades no solo mantienen el cuerpo en movimiento, fortaleciendo los músculos y el sistema cardiovascular, sino que también permiten una conexión directa con la naturaleza.

Caminar por senderos naturales, trabajar en el huerto o simplemente estar al aire libre promueve una mayor sensación de bienestar y reduce el estrés. La interacción regular con la naturaleza mejora la salud mental, ya que se ha demostrado que pasar tiempo en entornos naturales disminuye los niveles de cortisol y mejora el estado de ánimo.

El manejo del estrés es otro factor clave para una longevidad en equilibrio con la naturaleza. Las personas que viven en armonía con el entorno natural suelen tener una relación más saludable con el tiempo, el trabajo y el descanso. En muchas comunidades longevas, como en Icaria, Grecia, la vida transcurre a un ritmo más pausado, donde las siestas y el descanso adecuado son una parte importante del día.

El contacto frecuente con la naturaleza proporciona un entorno de paz y tranquilidad que ayuda a reducir el estrés crónico, una de las principales causas de enfermedades cardiovasculares y problemas de salud mental. La práctica de la meditación, la contemplación y la observación de la naturaleza son herramientas que muchas culturas han utilizado durante siglos para promover el bienestar mental y emocional.

Al integrar la naturaleza en el día a día, las personas pueden encontrar un equilibrio emocional más profundo, lo que contribuye a una vida más longeva y saludable.

La calidad del aire y el agua también juega un papel crucial en la longevidad. Vivir en un entorno natural, lejos de los centros urbanos altamente contaminados, permite a las personas respirar aire más limpio y tener acceso a agua pura y sin contaminantes. La contaminación del aire y el agua está vinculada a una serie de enfermedades crónicas y degenerativas, desde problemas respiratorios hasta enfermedades cardíacas y cáncer.

En las comunidades longevas, como en la Península de Nicoya, Costa Rica, el acceso a agua rica en minerales y un ambiente limpio contribuyen a una mejor salud general. La pureza de estos elementos esenciales para la vida, que provienen directamente de la naturaleza, refuerza el sistema inmunológico y protege al cuerpo del daño causado por toxinas y contaminantes presentes en los entornos urbanos.

El contacto regular con la naturaleza tiene efectos beneficiosos no solo para el cuerpo, sino también para la mente y el espíritu. Estar rodeado de naturaleza, ya sea montañas, ríos, bosques o mares, tiene un impacto restaurador en la salud mental.

Numerosos estudios han demostrado que el contacto con la naturaleza reduce los niveles de ansiedad, depresión y estrés, al tiempo que aumenta la sensación de bienestar y felicidad. Las personas que viven cerca de la naturaleza tienden a experimentar una mayor satisfacción con la vida, ya que la naturaleza ofrece un refugio tranquilo y una oportunidad para desconectar del ajetreo de la vida moderna.

Además, la exposición a la luz solar, que es abundante en entornos naturales, es esencial para la producción de vitamina D, que fortalece los huesos, el sistema inmunológico y mejora el estado de ánimo. Este contacto con el entorno natural es un recordatorio constante de la conexión intrínseca entre los seres humanos y el mundo que los rodea.

Un aspecto adicional clave es la sostenibilidad y el respeto por la naturaleza. Las comunidades longevas tienden a tener una relación más sostenible con su entorno, utilizando los recursos naturales de manera consciente y evitando la sobreexplotación. En lugar de consumir en exceso o dañar el medio ambiente, estas culturas practican la agricultura sostenible, la pesca responsable y otras actividades que protegen los ecosistemas locales.

Este respeto por la naturaleza no solo asegura que las generaciones futuras también puedan disfrutar de los recursos naturales, sino que también promueve una relación más equilibrada y saludable con el planeta. Al vivir de manera sostenible, las personas pueden evitar el estrés asociado con la explotación del entorno y contribuir a un mundo más saludable y equilibrado para todos.

Otro factor clave para una longevidad en equilibrio con la naturaleza es el sentido de comunidad. En las culturas longevas, la vida comunitaria y el apoyo social son fundamentales. Estas comunidades suelen estar fuertemente conectadas, y sus miembros trabajan juntos en actividades relacionadas con la tierra, la agricultura o la pesca. Esta colaboración y el fuerte sentido de pertenencia no solo fomentan relaciones interpersonales saludables, sino que también refuerzan el bienestar emocional.

Las personas que se sienten apoyadas por su comunidad tienen menos probabilidades de sufrir soledad y depresión, factores que pueden acortar la vida. Además, la vida comunitaria promueve una mayor cooperación en la protección del entorno natural, ya que los recursos se gestionan de manera conjunta y sostenible para el bien común.

Finalmente, la espiritualidad conectada con la naturaleza es otro factor que contribuye a la longevidad en equilibrio con el entorno natural. Muchas culturas longevas, como las de Okinawa y Nicoya, mantienen una fuerte conexión espiritual con la naturaleza, viendo el mundo natural no solo como un recurso, sino como algo sagrado y digno de respeto.

Esta espiritualidad, basada en el respeto por la vida y el medio ambiente, promueve una vida más equilibrada y consciente. Las prácticas espirituales que involucran la naturaleza, como la meditación al aire libre o los rituales de agradecimiento por la cosecha, fortalecen el vínculo entre el ser humano y el planeta, lo que a su vez favorece una mentalidad más equilibrada y una mayor longevidad.

En conclusión, los factores clave para una longevidad en equilibrio con la naturaleza incluyen una dieta basada en alimentos frescos y naturales, actividad física regular en entornos naturales, manejo efectivo del estrés a través del contacto con la naturaleza, acceso a aire y agua limpia, sostenibilidad, y un sentido profundo de comunidad y espiritualidad conectada con el entorno.

Este enfoque holístico no solo mejora la salud física, sino que también promueve el bienestar mental y emocional, creando una vida más larga y equilibrada en armonía con el planeta. La naturaleza, cuando se integra de manera consciente en la vida cotidiana, se convierte en una fuente de salud, longevidad y equilibrio interior.

La importancia de vivir cerca de la naturaleza

Vivir cerca de la naturaleza tiene un impacto profundo y positivo en la salud física, mental y emocional de las personas. En un mundo cada vez más urbanizado y digitalizado, la cercanía con el entorno natural ofrece un contrapeso necesario que fomenta el bienestar integral y mejora la calidad de vida.

Diversos estudios han demostrado que las personas que viven en entornos naturales, como zonas rurales, áreas boscosas o cerca de cuerpos de agua, disfrutan de mayores beneficios para la salud en comparación con aquellos que viven en áreas urbanas densamente pobladas.

La naturaleza no solo proporciona un entorno más saludable desde el punto de vista ambiental, sino que también ofrece oportunidades para la actividad física, el descanso mental y la conexión espiritual, elementos esenciales para una vida equilibrada y longeva.

Uno de los principales beneficios de vivir cerca de la naturaleza es el acceso a un ambiente más limpio. En las áreas rurales y naturales, los niveles de contaminación del aire suelen ser considerablemente más bajos que en las ciudades, donde las emisiones de vehículos y la actividad industrial afectan la calidad del aire.

Respirar aire limpio es esencial para mantener una buena salud pulmonar y cardiovascular, ya que la exposición prolongada a la contaminación se ha relacionado con enfermedades respiratorias, como el asma y la bronquitis crónica, así como con problemas cardíacos. Además, las áreas naturales proporcionan acceso a agua más pura y libre de contaminantes químicos, lo que contribuye a mejorar la salud general. El entorno natural actúa como un sistema purificador, donde los árboles, los ríos y los suelos filtran el aire y el agua, proporcionando un entorno más saludable y seguro.

La reducción del estrés es otro beneficio clave de vivir cerca de la naturaleza. Los entornos naturales tienen un efecto restaurador en la mente, ayudando a reducir la ansiedad y el estrés crónico. Estudios han demostrado que pasar tiempo en la naturaleza disminuye los niveles de cortisol, la hormona del estrés, lo que mejora el estado de ánimo y promueve una mayor sensación de calma.

El simple acto de caminar por un bosque, observar el mar o escuchar los sonidos de los pájaros puede tener un impacto inmediato en la reducción del estrés, lo que contribuye a una mejor salud mental. Vivir cerca de la naturaleza facilita el acceso a estos espacios restauradores, lo que permite a las personas desconectarse de las presiones del día a día y rejuvenecer tanto mental como emocionalmente.

Esta conexión directa con la naturaleza actúa como una forma natural de "desintoxicación" del estrés, previniendo problemas de salud mental a largo plazo, como la depresión y la ansiedad.

El acceso a la actividad física natural

Este otro de los beneficios de vivir cerca de la naturaleza. Las personas que habitan en entornos rurales o naturales suelen participar en actividades físicas más variadas y frecuentes que aquellos que viven en ciudades.

Las oportunidades para caminar, correr, andar en bicicleta, nadar o trabajar en un jardín son abundantes en áreas naturales, lo que fomenta un estilo de vida activo y saludable. La actividad física regular es fundamental para mantener un buen estado de salud, ya que ayuda a prevenir enfermedades crónicas como la obesidad, la diabetes tipo 2 y las enfermedades cardíacas.

Además, la actividad física en la naturaleza no solo ejercita el cuerpo, sino que también proporciona beneficios mentales, ya que estar al aire libre tiene un efecto positivo en el estado de ánimo y la motivación. Las personas que viven cerca de la naturaleza suelen disfrutar de una mayor facilidad para integrar el ejercicio en su vida diaria, lo que contribuye a una mayor longevidad y bienestar general.

La mejora en la salud mental

Es uno de los beneficios más importantes de vivir cerca de la naturaleza. Diversas investigaciones han demostrado que las personas que viven en entornos naturales experimentan menos síntomas de depresión, ansiedad y otros trastornos mentales en comparación con quienes viven en áreas urbanas.

El contacto regular con la naturaleza tiene un efecto terapéutico en el cerebro, fomentando la relajación y la claridad mental. Además, la exposición a la luz natural y los ciclos de día y noche más pronunciados en áreas rurales ayudan a regular los ritmos circadianos, lo que mejora la calidad del sueño, factor esencial para la salud mental.

Dormir bien y tener un descanso reparador es fundamental para mantener un equilibrio emocional y prevenir problemas como el insomnio y el agotamiento mental. En resumen, vivir cerca de la naturaleza proporciona un entorno más favorable para la salud mental, reduciendo el riesgo de trastornos psicológicos y promoviendo una mayor resiliencia emocional.

Vivir cerca de la naturaleza

Además de los beneficios físicos y mentales, vivir cerca de la naturaleza también promueve una mayor conexión espiritual y emocional con el entorno. La naturaleza tiene la capacidad de inspirar una sensación de asombro, gratitud y pertenencia, lo que puede tener un impacto profundo en el bienestar emocional y espiritual.

Las personas que viven cerca de la naturaleza a menudo desarrollan una relación más consciente y respetuosa con el entorno, lo que les proporciona una sensación de propósito y conexión con algo más grande que ellos mismos. Esta conexión espiritual con la naturaleza fomenta un sentido de paz interior, equilibrio y satisfacción con la vida.

Además, la naturaleza ofrece un espacio para la reflexión y la contemplación, lo que permite a las personas encontrar un refugio tranquilo en medio de las demandas de la vida diaria.

El acceso a una alimentación más saludable y sostenible

Es otro factor importante que destaca la importancia de vivir cerca de la naturaleza. En muchas áreas rurales o naturales, las personas tienen acceso directo a alimentos frescos y de origen local, como frutas, verduras, legumbres y productos agrícolas. Esto no solo promueve una dieta más equilibrada y rica en nutrientes, sino que también fomenta una alimentación más sostenible, que minimiza el impacto ambiental asociado con el transporte y el procesamiento de alimentos.

Las comunidades rurales suelen practicar la agricultura local y sostenible, lo que garantiza un suministro constante de alimentos saludables y frescos. Además, cultivar alimentos propios, como un huerto en casa, no solo proporciona productos frescos, sino que también promueve una conexión más cercana con los ciclos de la naturaleza y los procesos de producción de alimentos.

Otro aspecto clave es la protección frente a los efectos negativos de la urbanización y la vida moderna. Vivir en áreas urbanas densamente pobladas a menudo expone a las personas a niveles más altos de contaminación, ruido y estrés.

Las grandes ciudades pueden generar una sensación de sobrecarga sensorial y mental, lo que aumenta el riesgo de estrés crónico y enfermedades relacionadas con el estilo de vida moderno. En contraste, las personas que viven cerca de la naturaleza están protegidas de muchos de estos factores, lo que contribuye a una mayor sensación de bienestar.

La tranquilidad de los entornos naturales, la reducción del ruido y la proximidad a espacios abiertos y verdes proporcionan un entorno más favorable para la salud general.

Finalmente, vivir cerca de la naturaleza también fomenta una mayor conciencia ambiental. Las personas que están más conectadas con la naturaleza suelen ser más conscientes de la necesidad de proteger el entorno y de practicar la sostenibilidad.

Esto no solo beneficia al individuo, sino que también promueve una relación más respetuosa y responsable con el planeta. Al vivir en un entorno natural, las personas tienden a desarrollar una mayor apreciación por los recursos naturales y a adoptar prácticas más sostenibles, como el reciclaje, la conservación del agua y la reducción del consumo de energía.

Esta conciencia ambiental no solo mejora la calidad de vida de las personas que viven cerca de la naturaleza, sino que también contribuye a la preservación de los ecosistemas para las futuras generaciones.

El impacto del aire puro y la luz solar en la longevidad

Este es un tema fundamental en el estudio de cómo el entorno natural influye en la salud y el bienestar a largo plazo. Estos dos elementos esenciales de la naturaleza, el aire limpio y la luz solar, tienen efectos profundos en el cuerpo humano, y su presencia o ausencia puede marcar una gran diferencia en la calidad de vida y la duración de la misma.

A lo largo de la historia, las personas que han vivido en áreas con acceso a aire limpio y una adecuada exposición a la luz solar han demostrado una mejor salud física y mental, lo que ha contribuido a una mayor longevidad. En un mundo donde las áreas urbanas están cada vez más contaminadas y el tiempo al aire libre se reduce, entender la importancia de estos factores naturales es crucial para promover un estilo de vida saludable y prolongar la vida.

Uno de los principales efectos del aire puro es su capacidad para mejorar la salud respiratoria y cardiovascular. El aire limpio, libre de contaminantes como el dióxido de carbono, el monóxido de carbono, las partículas finas y otros químicos nocivos, permite que los pulmones funcionen de manera óptima.

Respirar aire contaminado de manera crónica está relacionado con una serie de problemas de salud, como el asma, las enfermedades pulmonares crónicas, la bronquitis y el cáncer de pulmón.

Además, la contaminación del aire se asocia con un aumento del riesgo de enfermedades cardiovasculares, como la hipertensión y los ataques cardíacos, ya que las partículas contaminantes pueden ingresar al torrente sanguíneo y dañar los vasos sanguíneos. En contraste, las personas que viven en áreas donde el aire es limpio y fresco, como las zonas rurales o montañosas, tienen menos probabilidades de desarrollar estas condiciones de salud, lo que contribuye a una mayor longevidad.

El aire puro también tiene un impacto positivo en el sistema inmunológico. Los contaminantes presentes en el aire de las ciudades no solo afectan los pulmones y el corazón, sino que también pueden debilitar el sistema inmunológico, haciéndolo más vulnerable a infecciones y enfermedades crónicas.

Respirar aire fresco y limpio, en cambio, permite que el sistema inmunológico funcione de manera más eficiente, protegiendo al cuerpo de infecciones y fortaleciendo las defensas naturales del organismo. Este efecto es particularmente importante para las personas mayores, ya que a medida que envejecemos, el sistema inmunológico tiende a debilitarse.

La exposición continua a un ambiente libre de contaminantes puede ayudar a reducir el riesgo de enfermedades y promover una vida más larga y saludable.

Además, el aire limpio contribuye a mejorar el bienestar mental. La contaminación del aire no solo afecta al cuerpo físico, sino que también tiene un impacto negativo en la salud mental.

Estudios han demostrado que la exposición a altos niveles de contaminación del aire está relacionada con un aumento en los casos de ansiedad, depresión y otros trastornos mentales.

El aire contaminado puede afectar negativamente el cerebro, reduciendo la oxigenación adecuada y aumentando el estrés oxidativo, lo que perjudica el estado de ánimo y la función cognitiva. En cambio, el aire puro y fresco, especialmente cuando se combina con la naturaleza, tiene un efecto calmante y restaurador en la mente, ayudando a reducir el estrés y la ansiedad.

Esto es fundamental para una longevidad saludable, ya que el bienestar mental es tan importante como el físico para disfrutar de una vida plena y satisfactoria.

En cuanto a la luz solar, su papel en la longevidad es igualmente crucial. La exposición moderada a la luz solar es esencial para la producción de **vitamina D**, una vitamina vital para la salud ósea y la función inmunológica. La luz solar activa la síntesis de vitamina D en la piel, lo que ayuda al cuerpo a absorber el calcio, fortaleciendo los huesos y reduciendo el riesgo de enfermedades como la osteoporosis y las fracturas, que son comunes en las personas mayores.

La deficiencia de vitamina D, que es frecuente en quienes pasan mucho tiempo en interiores o viven en áreas con poca luz solar, se ha relacionado con un mayor riesgo de enfermedades cardíacas, diabetes tipo 2, enfermedades autoinmunes y ciertos tipos de cáncer.

Por lo tanto, asegurarse de obtener suficiente luz solar es esencial para mantener la salud ósea y prevenir enfermedades crónicas que pueden acortar la vida.

La luz solar también tiene un impacto positivo en la salud mental. La exposición a la luz solar estimula la producción de serotonina, un neurotransmisor que regula el estado de ánimo y promueve sentimientos de bienestar y felicidad.

La falta de luz solar, especialmente durante los meses de invierno o en áreas con poca exposición solar, puede contribuir al desarrollo de trastornos del estado de ánimo, como la depresión estacional (trastorno afectivo estacional o TAE). Las personas que pasan más tiempo al aire libre, expuestas a la luz solar natural, tienden a experimentar menos síntomas de depresión y ansiedad, lo que mejora su bienestar emocional.

Mantener un estado de ánimo positivo es un componente crucial de la longevidad, ya que el estrés crónico y los trastornos mentales están relacionados con un mayor riesgo de enfermedades físicas y una menor calidad de vida.

Otro beneficio clave de la luz solar es su capacidad para regular los ritmos circadianos y mejorar la calidad del sueño.

Los ritmos circadianos, que son los ciclos naturales de sueño y vigilia del cuerpo, están influenciados por la exposición a la luz solar. La luz natural ayuda a sincronizar el reloj biológico, lo que regula los patrones de sueño y asegura que las personas duerman lo suficiente y de manera reparadora.

Dormir bien es fundamental para la longevidad, ya que el sueño permite que el cuerpo se recupere y repare los tejidos, fortalezca el sistema inmunológico y procese la información cognitiva. La falta de sueño o un sueño de mala calidad se ha relacionado con una serie de problemas de salud, como el aumento del riesgo de enfermedades cardíacas, diabetes y deterioro cognitivo.

Por lo tanto, la luz solar juega un papel esencial en la promoción de un sueño saludable, lo que contribuye a una mayor longevidad.

El equilibrio adecuado en la exposición al sol también es importante. Si bien la luz solar tiene muchos beneficios, es fundamental evitar una exposición excesiva que pueda aumentar el riesgo de cáncer de piel.

Tomar medidas para proteger la piel de la radiación ultravioleta (UV), como usar protector solar y ropa adecuada, permite disfrutar de los beneficios de la luz solar sin los riesgos asociados. La exposición moderada al sol, en tiempos controlados, maximiza los efectos positivos sin comprometer la salud de la piel.

Además, tanto el aire puro como la luz solar fomentan la actividad física al aire libre, lo que a su vez mejora la salud general y la longevidad. Las personas que viven en entornos naturales o pasan más tiempo al aire libre tienden a ser más activas físicamente, ya sea caminando, corriendo, practicando deportes o simplemente disfrutando de la naturaleza.

La actividad física regular es uno de los pilares de una vida longeva y saludable, ya que mejora la salud cardiovascular, fortalece los músculos y huesos, reduce el riesgo de enfermedades crónicas y mejora el bienestar mental.

El aire fresco y la luz solar hacen que estas actividades sean más agradables, lo que motiva a las personas a mantenerse activas y a disfrutar de los beneficios físicos y mentales de estar al aire libre.

Alimentación local y de temporada

La alimentación local y de temporada es un enfoque nutricional que se basa en el consumo de alimentos producidos cerca de donde vivimos y que están disponibles en su momento óptimo de crecimiento natural. Este enfoque, que ha ganado relevancia en los últimos años, ofrece múltiples beneficios tanto para la salud humana como para el medio ambiente, promoviendo una conexión más directa con la naturaleza y la sostenibilidad.

Los alimentos locales y de temporada no solo son más frescos y nutritivos, sino que también ayudan a reducir la huella de carbono asociada al transporte de alimentos y fomentan la economía local.

Uno de los principales beneficios de consumir alimentos locales es que estos productos suelen ser más frescos y nutritivos. Los alimentos que se cultivan cerca de donde se consumen no necesitan recorrer grandes distancias ni ser almacenados durante largos periodos de tiempo, lo que significa que llegan a nuestras mesas en su punto óptimo de madurez. Esto no solo mejora el sabor, sino que también maximiza el contenido de nutrientes, como vitaminas y minerales.

Muchos estudios han demostrado que los alimentos pierden nutrientes a medida que pasa el tiempo desde su cosecha, por lo que cuanto más cerca estén de su origen, mayor será su valor nutricional.

Además, al optar por alimentos de origen local, apoyamos a los productores y agricultores locales, lo que fortalece las economías regionales y promueve una mayor autosuficiencia alimentaria. Comprar productos locales permite a las pequeñas y medianas explotaciones agrícolas mantenerse en funcionamiento, preservando la biodiversidad y las prácticas agrícolas tradicionales que a menudo se pierden en la producción industrial.

Estos productores suelen utilizar métodos de cultivo más sostenibles, lo que contribuye a la conservación del suelo y la reducción del uso de pesticidas y fertilizantes químicos que pueden dañar el medio ambiente.

La alimentación de temporada también tiene un impacto positivo en la salud. Los alimentos de temporada están naturalmente en su mejor estado nutricional y sabor, ya que se cultivan en las condiciones adecuadas, sin necesidad de invernaderos o técnicas artificiales que alteren su ciclo de crecimiento. Por ejemplo, frutas como las fresas en verano o las naranjas en invierno están en su punto máximo de madurez y sabor cuando se consumen en su temporada correspondiente. Además, el ciclo estacional de los alimentos nos proporciona una variedad nutricional natural a lo largo del año, lo que favorece una dieta equilibrada y rica en nutrientes esenciales que varían según la estación.

Otro beneficio importante de consumir alimentos de temporada es que suele ser más asequible. Debido a la abundancia de productos en su momento natural de cosecha, el costo de los alimentos de temporada suele ser más bajo en comparación con aquellos que se producen fuera de temporada y requieren más recursos y tecnología para su crecimiento.

Esto hace que la alimentación local y de temporada sea más accesible para una mayor cantidad de personas, permitiendo una dieta saludable sin necesidad de gastar grandes sumas de dinero.

Desde el punto de vista ambiental, la alimentación local y de temporada reduce significativamente la huella de carbono asociada con el transporte y la conservación de alimentos.

Los productos que se cultivan lejos de su lugar de consumo requieren largos procesos de transporte, almacenamiento y refrigeración, lo que aumenta las emisiones de gases de efecto invernadero. Al consumir productos locales y de temporada, se disminuye la necesidad de transporte a largas distancias y el uso de combustibles fósiles, lo que contribuye a la lucha contra el cambio climático.

Además, al consumir alimentos de temporada, se reduce la dependencia de prácticas agrícolas intensivas y de alta energía que se utilizan para cultivar productos fuera de su ciclo natural.

Otro aspecto positivo de la alimentación local y de temporada es que fomenta una mayor conexión con la naturaleza y con los ciclos naturales de la tierra.

Al consumir productos que están en temporada, las personas se vuelven más conscientes de los ciclos agrícolas y las condiciones climáticas, lo que promueve una relación más armónica con el entorno natural. Este enfoque nos recuerda la importancia de respetar los ritmos de la naturaleza y de vivir en sintonía con los recursos que ella nos ofrece de manera sostenible.

Además, conocer a los agricultores locales y entender el proceso detrás de la producción de los alimentos genera una mayor apreciación y respeto por lo que comemos.

Además, la alimentación local y de temporada promueve la diversidad en la dieta. A medida que seguimos los ciclos estacionales, nuestra dieta se vuelve más variada, incorporando diferentes alimentos a lo largo del año. En lugar de consumir los mismos productos todo el tiempo, este enfoque nos invita a disfrutar de una amplia gama de frutas, verduras y otros alimentos que proporcionan distintos nutrientes y sabores según la temporada.

Esta diversidad alimentaria no solo es beneficiosa para la salud humana, al asegurar una ingesta variada de vitaminas y minerales, sino también para el medio ambiente, ya que apoya la biodiversidad agrícola y reduce la dependencia de monocultivos intensivos.

Por último, la alimentación local y de temporada también puede tener un impacto positivo en la cultura y las tradiciones alimentarias. Al consumir alimentos típicos de la región y en su momento natural, se preservan las costumbres culinarias locales y se fomenta una mayor apreciación por los platos tradicionales.

Las recetas que se han transmitido de generación en generación a menudo están ligadas a los productos que se cosechan en una región específica durante una época particular del año.

Al mantener estas prácticas, no solo se apoya a la economía local, sino que también se protege el patrimonio cultural y se promueve una relación más rica y significativa con los alimentos.

La conexión entre vida sostenible y salud prolongada

La conexión entre una vida sostenible y una salud prolongada es cada vez más evidente en un mundo donde los hábitos de consumo y los estilos de vida tienen un impacto directo tanto en el medio ambiente como en el bienestar personal.

Vivir de manera sostenible no solo beneficia al planeta al reducir la huella ecológica, sino que también promueve una mejor salud física, mental y emocional, lo que puede contribuir a una mayor longevidad.

Este enfoque implica adoptar prácticas que respeten los recursos naturales, minimicen el desperdicio y promuevan un estilo de vida más consciente y equilibrado. Al hacerlo, las personas experimentan una mejora en su calidad de vida y una mayor probabilidad de disfrutar de una vida larga y saludable.

Una de las formas más claras en que la vida sostenible favorece la salud prolongada es a través de la alimentación consciente. Optar por una dieta basada en alimentos locales, de temporada y mínimamente procesados no solo reduce el impacto ambiental, sino que también promueve una mejor nutrición.

Los alimentos frescos y no procesados contienen más nutrientes esenciales, como vitaminas, minerales y antioxidantes, que son clave para la prevención de enfermedades crónicas, como la diabetes tipo 2, las enfermedades cardíacas y ciertos tipos de cáncer.

Además, al reducir el consumo de productos ultraprocesados y de origen animal, se disminuye el riesgo de problemas de salud relacionados con una dieta poco equilibrada, como la obesidad, el colesterol alto y la hipertensión.

Las personas que adoptan una alimentación sostenible suelen disfrutar de una salud digestiva mejorada, más energía y una mayor longevidad.

La reducción del desperdicio es otro aspecto fundamental de una vida sostenible que también beneficia la salud. Minimizar el desperdicio, ya sea a través del reciclaje, la reutilización de materiales o la compra consciente, reduce la exposición a productos químicos y contaminantes presentes en muchos productos de consumo.

Por ejemplo, reducir el uso de plásticos y optar por materiales naturales y reutilizables ayuda a disminuir la exposición a microplásticos y toxinas que pueden afectar la salud a largo plazo. Además, vivir de manera más sostenible también significa ser más consciente de los productos que usamos en nuestro entorno diario, desde productos de limpieza hasta cosméticos, eligiendo opciones que sean más seguras y menos dañinas para el cuerpo.

Esta reducción en la exposición a sustancias tóxicas contribuye a la prevención de enfermedades y, por lo tanto, a una vida más larga y saludable.

Otro vínculo importante entre la vida sostenible y la salud prolongada es la actividad física regular que a menudo acompaña a un estilo de vida más consciente. Las personas que eligen una vida más sostenible tienden a incorporar actividades como caminar, andar en bicicleta o trabajar en el jardín en su rutina diaria, en lugar de depender de vehículos motorizados para desplazarse.

Estas formas de actividad física no solo reducen las emisiones de carbono, sino que también fomentan un estilo de vida más activo, lo que es esencial para la salud cardiovascular, la movilidad y el bienestar mental. Mantenerse físicamente activo de manera regular ayuda a prevenir enfermedades crónicas, mejorar la resistencia física y aumentar la calidad de vida, factores clave en la longevidad.

La conexión con la naturaleza es otro aspecto central de la vida sostenible que impacta directamente en la salud y la longevidad. Vivir de manera más cercana y respetuosa con el entorno natural fomenta la realización de actividades al aire libre, lo que proporciona múltiples beneficios para la salud física y mental. Pasar tiempo en la naturaleza reduce el estrés, mejora el estado de ánimo y fortalece el sistema inmunológico.

Además, la exposición a la luz solar es fundamental para la producción de vitamina D, que ayuda a mantener huesos fuertes y prevenir enfermedades relacionadas con la edad, como la osteoporosis. Las personas que viven en armonía con la naturaleza tienden a disfrutar de una mayor sensación de bienestar, lo que contribuye a un envejecimiento saludable.

El manejo del estrés es otro beneficio significativo de la vida sostenible. Al adoptar un estilo de vida más simple y consciente, las personas suelen experimentar menos presión y ansiedad relacionadas con el consumo excesivo y el ritmo de vida acelerado.

Las prácticas sostenibles, como la simplicidad voluntaria, el minimalismo y la conexión con el entorno natural, promueven una mentalidad más equilibrada y una mejor gestión de las expectativas y el estrés. Esto es crucial, ya que el estrés crónico está relacionado con una serie de problemas de salud, incluyendo enfermedades cardíacas, depresión y trastornos del sueño, que pueden acortar la vida.

Las personas que logran reducir el estrés mediante prácticas sostenibles tienen más probabilidades de disfrutar de una vida más larga y con mejor calidad.

La sostenibilidad emocional también juega un papel en la conexión entre una vida sostenible y la salud prolongada. Las personas que adoptan un enfoque sostenible suelen desarrollar relaciones más profundas y significativas, ya que valoran el tiempo de calidad con familiares y amigos sobre el consumismo o las posesiones materiales.

Este enfoque en las relaciones interpersonales y la vida comunitaria ayuda a crear una red de apoyo emocional que es esencial para el bienestar mental. Las conexiones sociales fuertes están vinculadas con una mayor longevidad, ya que reducen la soledad y el aislamiento, factores que pueden contribuir al deterioro físico y mental con el tiempo.

El enfoque en la sostenibilidad también fomenta un mayor sentido de propósito y responsabilidad, lo que es fundamental para una vida plena y longeva. Vivir de manera sostenible implica ser más consciente de las decisiones diarias y su impacto en el mundo, lo que genera un sentido de propósito y satisfacción.

Las personas que sienten que sus acciones están alineadas con sus valores y que están contribuyendo positivamente al bienestar del planeta y las futuras generaciones tienden a experimentar una mayor satisfacción con la vida. Este sentido de propósito está directamente relacionado con una mayor longevidad, ya que las personas con un propósito claro suelen cuidar mejor de su salud y mantenerse más activas y comprometidas.

Finalmente, una vida sostenible también contribuye a la prevención de enfermedades globales relacionadas con la degradación ambiental. La contaminación del aire, el agua y el suelo, así como la pérdida de biodiversidad y el cambio climático, tienen efectos directos en la salud humana.

Adoptar prácticas sostenibles, como reducir el consumo de energía, optar por energías renovables, consumir productos locales y de temporada, y reducir el uso de plásticos y químicos, ayuda a mitigar estos problemas y, por lo tanto, protege tanto la salud individual como la de las comunidades globales.

Al reducir la contaminación y proteger los recursos naturales, se crean entornos más saludables que favorecen la longevidad de la población en general.

Capítulo 9.

Viviendo Más Allá de los 100: El Modelo de las Zonas Azules

Es un concepto que explora cómo ciertas comunidades alrededor del mundo han logrado vivir significativamente más tiempo y con mejor calidad de vida. Estas áreas, conocidas como **Zonas Azules**, se caracterizan por una alta concentración de centenarios, personas que viven más de 100 años.

Las Zonas Azules se encuentran en diversas partes del mundo, incluyendo Okinawa (Japón), Icaria (Grecia), Cerdeña (Italia), la Península de Nicoya (Costa Rica) y Loma Linda (California, Estados Unidos). En estas regiones, la esperanza de vida es notablemente superior a la media global, y lo que hace aún más interesante este fenómeno es que las personas no solo viven más tiempo, sino que lo hacen con buena salud física y mental.

El **modelo de las Zonas Azules** se basa en una combinación de hábitos y factores de estilo de vida que, en conjunto, contribuyen a la longevidad. Aunque cada región tiene su propia cultura, geografía y particularidades, hay ciertos elementos comunes que definen el modo de vida en estas comunidades y que pueden ser replicados o adaptados para mejorar la calidad de vida en otros lugares.

Estos factores incluyen la dieta, la actividad física, las relaciones sociales, el sentido de propósito y el manejo del estrés, entre otros. El estudio de las Zonas Azules ha revelado que la longevidad no es el resultado de un solo factor, sino de la interacción armoniosa de varios aspectos que promueven el bienestar a lo largo de toda la vida.

Alimentación Basada en Plantas

Uno de los pilares del modelo de las Zonas Azules es la alimentación basada en plantas. Las personas que viven en estas regiones consumen mayormente alimentos de origen vegetal, como frutas, verduras, legumbres, granos enteros y frutos secos.

La carne, aunque no está completamente excluida, se consume con moderación, generalmente en pequeñas cantidades y en ocasiones especiales. Esta dieta rica en antioxidantes, vitaminas y minerales protege contra las enfermedades crónicas que comúnmente afectan a las personas mayores, como las enfermedades cardíacas, el cáncer y la diabetes.

En Icaria, Grecia, por ejemplo, la dieta mediterránea, que incluye aceite de oliva, legumbres, verduras frescas y pescado ocasional, es clave para la longevidad. Este tipo de alimentación natural y equilibrada no solo proporciona los nutrientes necesarios para una vida larga y saludable, sino que también reduce la inflamación y el estrés oxidativo en el cuerpo, dos factores asociados con el envejecimiento prematuro.

Actividad Física Moderada y Constante

Otro factor importante en el modelo de las Zonas Azules es la actividad física moderada pero constante. A diferencia de las sociedades occidentales modernas, donde el ejercicio se ve como una actividad separada y estructurada, los habitantes de las Zonas Azules integran el movimiento físico en su vida cotidiana.

Las personas caminan largas distancias, trabajan en el campo o en el jardín, y realizan tareas manuales que mantienen su cuerpo en movimiento de manera natural.

En Cerdeña, Italia, los pastores caminan varios kilómetros al día en terrenos montañosos, lo que les ayuda a mantener una excelente salud cardiovascular y muscular. La clave aquí no es el ejercicio extremo, sino el movimiento regular y sostenido a lo largo del día, lo que contribuye a mantener el cuerpo fuerte, ágil y funcional incluso en edades avanzadas.

Manejo del Estrés

El manejo del estrés también es un aspecto crucial en el estilo de vida de las Zonas Azules. Las personas que viven más de 100 años en estas regiones han desarrollado formas efectivas de reducir y controlar el estrés, que es un factor clave en el envejecimiento y el desarrollo de enfermedades crónicas.

En Okinawa, Japón, existe una práctica conocida como "ikigai", que significa "razón de ser" o "razón para levantarse cada mañana". Tener un sentido de propósito claro no solo proporciona motivación y satisfacción, sino que también ayuda a las personas a lidiar con el estrés y las dificultades de la vida de una manera más saludable.

En Icaria y Cerdeña, las siestas diarias y el descanso adecuado son prácticas comunes que ayudan a reducir los niveles de cortisol, la hormona del estrés, lo que protege al cuerpo de los efectos negativos del estrés crónico.

Relaciones Sociales y Sentido de Comunidad

El **sentido de comunidad y las relaciones sociales** juegan un papel fundamental en la longevidad en las Zonas Azules. Las personas en estas regiones tienden a vivir en comunidades unidas, donde las relaciones familiares y sociales son profundas y significativas. El apoyo mutuo, la colaboración y la interacción social regular proporcionan un sentido de pertenencia y seguridad emocional que tiene un impacto positivo en la salud mental y física.

En Okinawa, el concepto de "moai" se refiere a grupos de amigos que se apoyan mutuamente durante toda la vida, lo que refuerza los vínculos sociales y reduce la sensación de soledad, un factor que se ha relacionado con una menor esperanza de vida.

Sentido de Propósito

Otro aspecto clave del modelo de las Zonas Azules es el sentido de propósito. Las personas que viven más allá de los 100 años suelen tener un propósito claro en la vida, ya sea cuidar de sus familias, contribuir a la comunidad o dedicarse a actividades significativas que les brinden satisfacción personal.

En Nicoya, Costa Rica, por ejemplo, el "plan de vida" es una parte central de la cultura, y las personas mayores siguen activas y comprometidas con su entorno, lo que les da una razón para mantenerse saludables y enérgicos. Este sentido de propósito es crucial para la longevidad, ya que las personas que sienten que sus vidas tienen significado tienden a cuidar mejor de su salud y a mantenerse más activas física y mentalmente.

Equilibrio entre Trabajo, Vida y Descanso

Además, el equilibrio entre trabajo, vida y descanso es una característica común en las Zonas Azules. Las personas en estas comunidades no se ven atrapadas en el estrés de un trabajo exigente o en la búsqueda constante de éxito material. En su lugar, equilibran sus responsabilidades laborales con tiempo para el descanso, la recreación y la vida social.

Esta capacidad para desconectarse y disfrutar de la vida sin prisas contribuye a una mejor salud mental y física, ya que reduce el riesgo de agotamiento y enfermedades relacionadas con el estrés.

Respeto por el Entorno Natural

Por último, el respeto por el entorno natural también es un componente esencial en el modelo de las Zonas Azules. Estas comunidades tienden a vivir en armonía con la naturaleza, respetando los recursos naturales y adoptando prácticas sostenibles. El contacto regular con la naturaleza, ya sea a través de la agricultura, el trabajo al aire libre o simplemente pasar tiempo en entornos naturales, tiene un efecto restaurador tanto en el cuerpo como en la mente.

La exposición a la luz solar, el aire fresco y el entorno natural no solo mejora la salud física, sino que también reduce el estrés y promueve el bienestar mental.

En resumen, el modelo de las Zonas Azules ofrece una serie de lecciones valiosas sobre cómo vivir más allá de los 100 años con buena salud y bienestar. A través de una combinación de alimentación basada en plantas, actividad física regular, manejo del estrés, relaciones sociales fuertes, un sentido de propósito y un estilo de vida en armonía con la naturaleza, las personas en estas regiones han descubierto los secretos de la longevidad.

Aunque cada Zona Azul tiene sus propias características únicas, los principios que las guían son universales y pueden ser adoptados en cualquier parte del mundo para mejorar la salud, prolongar la vida y disfrutar de una vejez plena y satisfactoria.

Testimonios de longevos en las zonas azules

Los **testimonios de longevos en las Zonas Azules** nos ofrecen una visión profunda y personal de cómo las prácticas cotidianas pueden influir en la longevidad. Estas personas, que han vivido más de 100 años en regiones como Okinawa, Cerdeña, Icaria, Nicoya y Loma Linda, comparten lecciones valiosas sobre la importancia de una vida equilibrada, con hábitos que promueven tanto la salud física como el bienestar mental y emocional.

Testimonio de Misao Okawa (Okinawa, Japón)

Misao Okawa, quien vivió hasta los 117 años en Okinawa, atribuía su longevidad a una combinación de dieta saludable, paz mental y actividad moderada. "Comer pescado fresco, verduras y tofu ha sido parte de mi vida diaria. Nunca me apresuré en la vida, y siempre encontré tiempo para estar con mi familia. Creo que esa es la clave", compartió en una entrevista cuando cumplió 115 años.

En Okinawa, el concepto de **"ikigai"** (razón de ser) es fundamental. Okawa mencionaba que su ikigai era cuidar de sus nietos, lo que le dio un propósito claro a lo largo de su vida. Esta práctica de tener un propósito y una razón para levantarse cada mañana es común entre los centenarios de esta región.

Testimonio de Antonio Todde (Cerdeña, Italia)

Antonio Todde, uno de los hombres más longevos de Cerdeña, vivió hasta los 112 años y solía decir: "Nunca he estado solo. He trabajado todos los días de mi vida, y siempre he tenido a mi familia a mi lado." En Cerdeña, la vida comunitaria es muy valorada, y las personas mantienen fuertes lazos familiares y sociales.

Todde trabajó como pastor durante gran parte de su vida, caminando largas distancias a través de las montañas sardas. Su actividad física diaria, junto con una dieta basada en productos locales como el queso de leche de oveja y vino tinto, contribuyeron a su longevidad. "El trabajo nunca me hizo daño, y siempre he comido lo que me dio la tierra," añadía, destacando la conexión con la naturaleza y la alimentación local como claves para su larga vida.

Testimonio de Stamatis Moraitis (Icaria, Grecia)

Stamatis Moraitis, un inmigrante griego que vivía en Estados Unidos, fue diagnosticado con cáncer en sus 60 años y se le dio solo unos meses de vida. Decidió regresar a su lugar de origen, Icaria, donde, para su sorpresa, comenzó a sentirse mejor y, eventualmente, vivió hasta los 102 años.

"En Icaria, nunca miramos el reloj," comentó Moraitis. El estilo de vida relajado, que incluye siestas diarias, una dieta mediterránea basada en aceite de oliva, legumbres y pescado, y la fuerte conexión social, fue clave para su recuperación. Moraitis destacó la tranquilidad y el sentido de comunidad como fundamentales para su bienestar:

"Aquí, vivimos como si el tiempo fuera eterno, sin preocupaciones, rodeados de amigos."

Testimonio de Panchita Castillo (Nicoya, Costa Rica)

En la Península de Nicoya, Costa Rica, Panchita Castillo, quien vivió más allá de los 100 años, compartió que el secreto de su longevidad fue "trabajar la tierra y tener fe en Dios." Panchita, al igual que muchos otros centenarios de Nicoya, mantuvo un estilo de vida activo, trabajando en el campo hasta una edad avanzada. La dieta tradicional basada en maíz, frijoles, y frutas frescas, junto con el agua rica en calcio y magnesio de la región, contribuyeron a su salud robusta.

Panchita también destacó el valor de la familia en su vida: "Mis hijos y nietos siempre me han rodeado, y el amor de la familia me ha mantenido fuerte." Este sentido de **"plan de vida"**, o propósito de estar conectado con la familia y la comunidad, es una característica clave entre los longevos de Nicoya.

Testimonio de Ellsworth Wareham (Loma Linda, Estados Unidos)

Ellsworth Wareham, un cirujano retirado y adventista del séptimo día en Loma Linda, California, vivió hasta los 104 años. Atribuía su longevidad a una vida sencilla, una dieta vegetariana y la importancia del descanso. "He evitado el consumo de carne durante más de 50 años, y mi cuerpo ha respondido bien a eso," mencionaba Wareham en una de sus entrevistas.

Además de su dieta, Wareham enfatizaba la importancia de la espiritualidad y el descanso. Como adventista del séptimo día, guardaba el sabbat, un día de descanso semanal, dedicado a la reflexión y la conexión espiritual. Este día de descanso le permitió manejar mejor el estrés y mantener un equilibrio mental, lo que, según él, fue clave para vivir una vida larga y saludable.

Lecciones de los Testimonios

Estos testimonios destacan algunos elementos esenciales que son comunes en todas las Zonas Azules:

La alimentación basada en plantas y alimentos locales es clave en la longevidad de las personas que viven en las Zonas Azules. La mayoría de los longevos en estas regiones consumen dietas ricas en vegetales, legumbres, frutas y grasas saludables como el aceite de oliva o los frutos secos.

Estos alimentos proporcionan una gran cantidad de nutrientes esenciales, como antioxidantes, vitaminas y fibra, que protegen contra enfermedades crónicas como las enfermedades cardíacas, el cáncer y la diabetes.

Al evitar alimentos ultraprocesados y limitar el consumo de carne, los longevos mantienen una alimentación equilibrada y natural, que no solo promueve una vida larga, sino también una mejor calidad de vida. Además, el consumo de alimentos locales y de temporada asegura que los productos sean frescos, nutritivos y respetuosos con el medio ambiente.

Esta dieta, combinada con un estilo de vida activo, es fundamental para el bienestar físico y mental a lo largo de los años.

La actividad física moderada es un componente esencial en la longevidad de las personas que viven en las Zonas Azules. A diferencia de los enfoques modernos que promueven ejercicios intensos y estructurados, los longevos integran el movimiento de forma natural en su vida diaria. Actividades como caminar, trabajar en el campo, cuidar el jardín o realizar tareas domésticas permiten que se mantengan físicamente activos sin necesidad de rutinas extenuantes.

Este movimiento constante, aunque moderado, ayuda a mejorar la salud cardiovascular, mantener la fuerza muscular y la flexibilidad, y prevenir problemas de salud asociados con el sedentarismo, como la obesidad y las enfermedades crónicas.

La clave está en la regularidad y la conexión con las actividades cotidianas, que no solo promueven la salud física, sino que también ofrecen un propósito y una conexión con la naturaleza. Este enfoque de actividad moderada es esencial para vivir más años de manera saludable y plena.

La conexión social fuerte es un factor clave en la longevidad de las personas en las Zonas Azules. Las relaciones profundas con la familia, amigos y la comunidad proporcionan un apoyo emocional constante y un sentido de pertenencia que fortalece la salud mental y física. Estar rodeado de personas que brindan compañía y asistencia en momentos de necesidad reduce el estrés y la sensación de soledad, ambos factores que pueden acortar la esperanza de vida.

La interacción social regular fomenta el bienestar emocional, ya que las personas sienten que forman parte de algo más grande que ellas mismas. Este apoyo social no solo proporciona estabilidad emocional, sino que también mejora la calidad de vida al promover la colaboración y el cuidado mutuo.

Las comunidades unidas ayudan a las personas a sentirse valoradas, motivadas y seguras, lo que contribuye directamente a una mejor salud mental y física, y a una vida más larga y satisfactoria.

El sentido de propósito es un componente crucial en la longevidad de las personas en las Zonas Azules. Tener una razón clara para vivir, ya sea a través del trabajo, la familia o la fe, otorga a los longevos una motivación constante que les impulsa a mantenerse activos, comprometidos y con una actitud positiva frente a la vida.

Este propósito, conocido en Okinawa como "ikigai" y en Nicoya como "plan de vida," proporciona una estructura y un sentido de dirección que influye en la salud física y mental.

El sentido de propósito también les ayuda a enfrentar el envejecimiento con mayor resiliencia, a tomar decisiones saludables y a seguir involucrados en sus comunidades.

Las personas que sienten que sus vidas tienen un significado tienden a experimentar menos estrés y depresión, lo que a su vez reduce el riesgo de enfermedades crónicas y promueve una mayor longevidad. Mantener este propósito a lo largo de la vida es clave para vivir con satisfacción y bienestar.

El manejo del estrés es fundamental para la longevidad en las Zonas Azules, donde las personas longevas han desarrollado prácticas sencillas pero efectivas para controlar el estrés cotidiano. Una de las formas más comunes es el descanso regular, ya sea a través de siestas diarias o un día semanal de desconexión espiritual, como el sabbat en Loma Linda.

Estas pausas no solo permiten que el cuerpo descanse y se recupere, sino que también reducen los niveles de cortisol, la hormona del estrés, que en exceso puede causar enfermedades cardíacas, hipertensión y deterioro cognitivo.

La capacidad de desconectarse del ritmo acelerado de la vida y dedicar tiempo a la relajación contribuye a una mayor **claridad mental y bienestar emocional**. Este enfoque ayuda a las personas a mantener la calma ante los desafíos, mejorar su salud física y evitar el desgaste asociado al estrés crónico. En conjunto, estas prácticas promueven un equilibrio emocional que favorece la longevidad y una mejor calidad de vida.

Estos testimonios muestran que la longevidad no es solo el resultado de buenos genes, sino también de un estilo de vida equilibrado, conectado con la naturaleza, las personas y uno mismo.

Las Zonas Azules representan un modelo de vida saludable basado en hábitos que promueven la longevidad y el bienestar. Estos enclaves, donde la esperanza de vida es notablemente mayor, nos ofrecen lecciones valiosas sobre cómo mejorar nuestra calidad de vida.

Al aplicar principios de las Zonas Azules, como una alimentación basada en plantas, actividad física moderada y constante, una conexión social fuerte, un sentido de propósito, y el manejo efectivo del estrés, podemos incrementar nuestras posibilidades de vivir más allá de los 100 años.

Adoptar una dieta rica en alimentos naturales y locales, mantenernos activos a través de actividades diarias, y fortalecer nuestras relaciones sociales son pasos simples que contribuyen a una vida larga y saludable.

Además, tener un propósito claro y practicar el descanso regular ayudan a reducir el estrés y mejorar nuestra salud mental. Las Zonas Azules son un ejemplo de cómo pequeños cambios en nuestro estilo de vida pueden tener un gran impacto en nuestra longevidad.

Los valores y principios de vida que promueven la longevidad.

Estos valores están profundamente arraigados en las prácticas y hábitos de las comunidades que viven en las Zonas Azules. Estas áreas se caracterizan por la presencia de personas que no solo viven más de 100 años, sino que lo hacen con una alta calidad de vida, manteniendo su bienestar físico, mental y emocional.

Los principios que siguen estas personas están vinculados a un estilo de vida equilibrado y consciente, donde los valores fundamentales guían sus decisiones diarias. Estos valores no solo mejoran la salud individual, sino que también promueven una armonía con la comunidad y el entorno natural.

Uno de los principios clave es el respeto por la naturaleza y la alimentación consciente. En las Zonas Azules, la alimentación se basa en productos locales y de origen vegetal, lo que no solo proporciona los nutrientes necesarios para la salud, sino que también respeta los ciclos naturales de la tierra. Comer de forma equilibrada, limitando el consumo de alimentos procesados y carnes, es un valor fundamental que protege contra enfermedades crónicas y favorece la longevidad.

Este respeto por la naturaleza también se extiende a una vida en armonía con el entorno, donde las personas valoran los recursos naturales y los utilizan de manera sostenible.

Otro valor crucial es el enfoque en las relaciones sociales y la comunidad. Las personas en las Zonas Azules tienen fuertes lazos con sus familias, amigos y vecinos. El apoyo social, la colaboración y la interacción regular promueven un sentido de pertenencia y seguridad emocional que es esencial para una vida larga y saludable.

Este principio de comunidad es un valor fundamental en estas culturas, ya que las relaciones cercanas no solo proporcionan compañía, sino que también ayudan a reducir el estrés y fomentan una actitud positiva hacia el envejecimiento.

El sentido de propósito es otro principio esencial que define la vida de las personas longevas. Tener una razón clara para vivir, ya sea a través del trabajo, la familia, o un compromiso con la comunidad o la fe, brinda una motivación constante para mantenerse activo y saludable.

Este valor, conocido como "ikigai" en Okinawa y "plan de vida" en Nicoya, no solo da sentido a las actividades diarias, sino que también ayuda a enfrentar las dificultades con mayor resiliencia y determinación. Las personas que tienen un propósito en la vida suelen cuidar mejor de su salud, mantener un equilibrio emocional y vivir con una actitud optimista.

El manejo del estrés es otro valor fundamental que promueve la longevidad. En las Zonas Azules, las personas practican el descanso regular, ya sea a través de siestas, días de desconexión espiritual, o simplemente disfrutando de momentos de tranquilidad.

El valor de la calma y el equilibrio mental es clave para reducir los niveles de estrés, que en exceso puede llevar a enfermedades crónicas. La práctica de vivir de manera más relajada, sin prisas y sin la presión de un ritmo de vida acelerado, permite a las personas longevas evitar el desgaste emocional y físico que conlleva el estrés crónico.

La moderación y simplicidad también son valores esenciales que promueven la longevidad. En estas comunidades, las personas tienden a vivir con menos, valorando lo esencial y evitando los excesos. Este principio no solo se aplica a la alimentación, donde las porciones suelen ser moderadas, sino también a la forma de vida en general.

La simplicidad fomenta un estilo de vida libre de complicaciones innecesarias, lo que reduce el estrés y permite un enfoque más claro en lo que realmente importa, como la salud, la familia y la comunidad.

Por último, el **enfoque en la espiritualidad y la fe** es un valor que también juega un papel importante en la longevidad. En algunas de las Zonas Azules, como Loma Linda, California, las prácticas espirituales y religiosas ofrecen un marco para el descanso, la reflexión y el autocuidado.

Este valor no solo fomenta la paz interior y la resiliencia emocional, sino que también brinda una mayor perspectiva ante los desafíos de la vida, ayudando a las personas a enfrentar el envejecimiento y la muerte con serenidad.

La espiritualidad proporciona una fuente de consuelo y bienestar emocional que es fundamental para mantener una salud mental equilibrada.

Cómo adaptar los hábitos de las zonas azules a tu vida diaria.

Adaptar los hábitos de las Zonas Azules a tu vida diaria es una excelente manera de mejorar tu salud y bienestar, y posiblemente aumentar tu longevidad. Las personas que viven en las Zonas Azules han demostrado que pequeños cambios en el estilo de vida pueden marcar una gran diferencia en la calidad y duración de la vida. Aquí te ofrezco algunas maneras prácticas de adaptar estos hábitos a tu vida diaria:

.1. Adopta una Alimentación Basada en Plantas

Una de las claves comunes en todas las Zonas Azules es el predominio de una alimentación basada en plantas, rica en **vegetales, frutas frescas, legumbres, frutos secos y granos integrales**. Estas comunidades no siguen dietas estrictas ni complicadas, sino que comen de manera sencilla, natural y nutritiva.

Puedes comenzar haciendo pequeños cambios en tu dieta diaria. **Incorpora más alimentos de origen vegetal** como ensaladas coloridas, sopas con lentejas o garbanzos, platos de arroz integral con vegetales, o batidos con frutas y hojas verdes. Las **legumbres** como las lentejas, los frijoles y los garbanzos son una excelente fuente de proteína vegetal, fibra y minerales esenciales, que ayudan a mantener la salud intestinal, controlar el azúcar en sangre y reducir el colesterol.

Reduce el consumo de **carne roja y alimentos ultra-procesados**, que suelen estar cargados de grasas saturadas, azúcares y conservantes. En las Zonas Azules, el consumo de carne es esporádico y suele reservarse para ocasiones especiales. En su lugar, priorizan alimentos frescos, locales y de temporada.

Además, este tipo de alimentación **favorece la prevención de enfermedades crónicas** como la hipertensión, la diabetes tipo 2, enfermedades cardiovasculares y algunos tipos de cáncer. También mejora el tránsito intestinal, fortalece el sistema inmunológico y te proporciona más energía para el día a día.

Adoptar una dieta basada en plantas no significa eliminar por completo otros alimentos, sino **equilibrar tu alimentación dando protagonismo a lo natural y nutritivo**, tal como lo hacen las personas más longevas del mundo. Tu cuerpo, tu mente y tu bienestar general te lo agradecerán.

2. Muévete de Forma Natural: Activa tu Cuerpo sin Esfuerzos Extremos

A diferencia de lo que muchos creen, no es necesario inscribirse en un gimnasio ni realizar entrenamientos intensos todos los días para estar en buena forma física. En las Zonas Azules, las personas longevas se **mantienen activas de forma natural**, integrando el movimiento en su vida cotidiana de manera espontánea, fluida y constante.

En lugar de hacer ejercicio por obligación, **se mueven como parte de su día a día**: caminan largas distancias, cultivan la tierra, cuidan sus jardines, hacen tareas domésticas, cocinan, limpian, van al mercado caminando o usan la bicicleta como medio de transporte. Este tipo de movimiento moderado pero constante mantiene sus cuerpos fuertes, ágiles y saludables a lo largo de toda la vida.

Tú también puedes adoptar este principio comenzando por **incorporar más movimiento consciente a tu rutina diaria**:

- Usa las escaleras en lugar del ascensor.

- Camina o pedalea al trabajo o al hacer tus compras.

- Dedica tiempo a cuidar plantas, arreglar tu casa o simplemente dar un paseo al aire libre.

- Realiza pausas activas si trabajas sentado por muchas horas.

- Organiza caminatas con amigos o familiares para socializar mientras te mueves.

Este tipo de actividad no solo **mejora la salud cardiovascular, la fuerza muscular y la flexibilidad**, sino que también ayuda a reducir el estrés, a mejorar el estado de ánimo y a mantener la mente activa. Lo más importante es que te mantengas en movimiento de forma regular, sin necesidad de rutinas extenuantes ni presiones externas.

El secreto está en hacer del movimiento una parte natural y placentera de tu estilo de vida, tal como lo hacen los habitantes de las Zonas Azules. Tu cuerpo no necesita perfección, necesita consistencia. Muévete con alegría, con propósito, y verás cómo tu energía y bienestar se transforman.

3. Desarrolla una Conexión Social Fuerte: Cultiva Vínculos que Nutren tu Vida

Una de las claves más poderosas para una vida larga y feliz, observada en todas las Zonas Azules, es la **importancia de las relaciones humanas profundas y significativas**. Las personas longevas no solo cuidan su cuerpo, sino también su corazón a través de los lazos que construyen con los demás.

Fomentar relaciones sólidas con familiares, amigos y la comunidad no es un lujo, es una necesidad vital. Está comprobado que quienes cuentan con una red de apoyo emocional sólida tienen menores niveles de estrés, mejor salud mental, menos probabilidades de sufrir enfermedades cardíacas y una mayor resiliencia ante los desafíos de la vida.

Puedes comenzar por **dedicar tiempo de calidad a quienes amas**: comparte una comida sin distracciones, haz una llamada para escuchar cómo está alguien, planea encuentros simples como caminatas, juegos de mesa o charlas relajadas. Lo importante no es la actividad, sino la presencia y la conexión genuina.

También puedes **ampliar tu círculo social** participando en grupos con intereses comunes: talleres, actividades deportivas, espacios de voluntariado o reuniones comunitarias. Estos espacios favorecen el sentido de pertenencia y te conectan con personas que pueden enriquecer tu vida.

En las Zonas Azules, es común ver familias multi-generacionales que viven juntas o muy cerca unas de otras, vecinos que se cuidan mutuamente, y **grupos de apoyo como el "moai" en Okinawa**, donde las personas se acompañan durante toda la vida.

Las conexiones sociales fuertes **actúan como una red de contención emocional**, reduciendo el aislamiento, la ansiedad y la depresión. Además, ofrecen motivación, compañía y alegría, elementos esenciales para una vida plena y con propósito.

Recuerda: la calidad de tus relaciones influye directamente en la calidad de tu vida. No subestimes el poder de una conversación sincera, una risa compartida o una mano amiga. Cultiva tus vínculos como se cultiva un jardín: con tiempo, dedicación y cariño.

4. Encuentra tu Propósito de Vida: Vive con Sentido Cada Día

Uno de los pilares más poderosos que comparten las personas longevas de las Zonas Azules es tener un propósito claro y significativo en la vida. No se trata solo de vivir muchos años, sino de vivir con sentido, con una razón para levantarse cada mañana y contribuir al mundo que nos rodea.

En Okinawa, este concepto se conoce como **"Ikigai"**, y en Nicoya se le llama **"plan de vida"**. En ambos casos, se refiere a esa fuerza interior que te impulsa, te da dirección y hace que tu existencia tenga valor más allá de las rutinas diarias. Tener un propósito no solo **fortalece el espíritu**, sino que también se ha relacionado directamente con una mejor salud, mayor longevidad, menor incidencia de enfermedades mentales y un sistema inmunológico más fuerte.

¿Qué te inspira? ¿Qué te mueve? ¿Qué te hace sentir que tu vida tiene sentido? El propósito puede tomar muchas formas: cuidar de tu familia, enseñar, crear arte, cultivar tu jardín, servir a tu comunidad, aprender algo nuevo, ayudar a otros o seguir una pasión personal. No tiene que ser algo grandioso o público; lo importante es que sea auténtico para ti.

Descubrir y vivir tu propósito tiene múltiples beneficios:

Te da motivación diaria y te ayuda a superar los momentos difíciles.

Fomenta hábitos saludables, porque cuidas más de ti mismo cuando sabes que tu vida tiene valor.

Refuerza tu autoestima y te conecta con los demás desde un lugar de contribución.

Te mantiene mental y emocionalmente activo, lo cual es esencial para el bienestar integral.

Si aún no tienes claro tu propósito, no te preocupes. La búsqueda también es parte del camino. Puedes comenzar haciéndote preguntas como:

- ¿Qué actividades me hacen perder la noción del tiempo?
- ¿Qué me gustaría aportar al mundo?

- ¿Qué me genera alegría profunda o satisfacción duradera?

También puedes escribir, conversar con personas que te inspiran o probar nuevas experiencias hasta encontrar eso que resuena contigo.

Vivir con propósito transforma la vida ordinaria en una experiencia extraordinaria. No solo añade años a tu vida, sino vida a tus años. Como lo demuestran las Zonas Azules, el sentido de propósito no es un lujo espiritual, es una necesidad vital.

5. Maneja el Estrés con Regularidad: Regálale Pausas a tu Mente y a tu Cuerpo

Aunque el estrés es parte inevitable de la vida, su manejo eficaz es una de las claves más importantes para una vida larga y saludable, tal como lo demuestran las comunidades longevas de las Zonas Azules. No es que estas personas no experimenten estrés, sino que han desarrollado formas saludables y constantes de liberarlo antes de que afecte su bienestar.

En lugares como Okinawa, Nicoya o Loma Linda, el manejo del estrés forma parte del estilo de vida, no como una reacción, sino como una **prevención consciente y cotidiana**. Esto permite que el cuerpo y la mente tengan espacio para descansar, regenerarse y sanar.

¿Cómo puedes hacerlo en tu vida diaria?

Incluye pausas intencionales durante el día. No tienes que esperar a estar agotado para descansar. Puedes tomar una siesta corta, cerrar los ojos unos minutos, respirar profundamente o simplemente desconectarte de tus dispositivos.

Practica actividades relajantes. La lectura, la jardinería, un paseo en la naturaleza, la música suave o incluso una ducha tranquila pueden convertirse en rituales de bienestar que calman tu sistema nervioso.

Incorpora prácticas de atención plena. Técnicas como la meditación, el yoga, la respiración consciente o la oración han demostrado reducir el cortisol (la hormona del estrés), mejorar la claridad mental y promover estados de paz interior.

Vuelve al momento presente. Muchas veces el estrés proviene de pensar demasiado en el futuro o en cosas que no puedes controlar. Aprender a vivir el presente con aceptación y gratitud es una herramienta poderosa de sanación.

Conéctate con lo que amas. Compartir tiempo con tus seres queridos, reír, cuidar una planta o preparar una comida con cariño también son formas de liberar tensiones acumuladas.

El estrés crónico se asocia con numerosas enfermedades, como hipertensión, problemas cardíacos, ansiedad, depresión y debilitamiento del sistema inmunológico.

Por eso, en las Zonas Azules se prioriza el descanso, la contemplación y el equilibrio emocional como hábitos fundamentales de salud.

Regalarte espacios de calma no es perder el tiempo, es proteger tu vida. Aprender a detenerte, a respirar y a recargar energía no solo mejora tu bienestar inmediato, sino que también **te permite vivir más años y con mayor plenitud**.

6. Vive de Manera Moderada y Sencilla: Encuentra la Plenitud en lo Esencial

Una característica profundamente arraigada en las Zonas Azules es la **vida sencilla, equilibrada y libre de excesos**. Lejos del consumismo y el ritmo acelerado que domina en muchas sociedades modernas, estas comunidades longevas nos enseñan que vivir bien no significa tener más, sino necesitar menos.

La **moderación** es una filosofía de vida que se aplica a todos los ámbitos: desde la alimentación hasta el uso del tiempo, desde los bienes materiales hasta las relaciones personales. Las personas longevas no buscan llenar su vida de cosas, sino de significado, conexión y bienestar auténtico.

¿Cómo puedes aplicar esta sabiduría en tu día a día?

Simplifica tu alimentación: Come cuando tengas hambre, detente cuando estés satisfecho.

Practica la moderación en las porciones (como el principio de "Hara Hachi Bu" en Okinawa: comer hasta sentirse 80% lleno). Prefiere lo natural, local y fresco, sin necesidad de complicarte con dietas estrictas ni modas pasajeras.

Desapégate de lo innecesario: Vive con lo que realmente necesitas. Revisa tus pertenencias y pregúntate qué cosas te aportan valor real. Aligerar tu entorno también **libera tu mente y reduce el estrés**, permitiéndote enfocarte en lo importante.

Modera tu ritmo de vida: No necesitas estar siempre ocupado para ser productivo. Aprender a decir "no", descansar sin culpa, y priorizar lo que de verdad importa, te ayudará a mantener tu energía, tu salud mental y tu equilibrio interior.

Evita el exceso emocional: Vive tus emociones con autenticidad, pero sin permitir que el drama o la negatividad innecesaria te arrastren. Practicar la calma, la gratitud y la aceptación es parte de una vida sencilla y saludable.

Valora lo esencial: Aprecia las pequeñas cosas: una conversación sincera, una comida casera, el sonido del viento o el calor del sol en la piel. La felicidad duradera no se encuentra en los lujos, sino en la **capacidad de disfrutar lo que ya tienes**.

Vivir de manera moderada y sencilla te conecta con tu esencia, reduce el estrés, mejora tu salud mental y fortalece tu bienestar emocional. Es una forma consciente de vivir en armonía contigo mismo, con los demás y con el entorno.

Recuerda: en las Zonas Azules, la longevidad no viene de tener más, sino de **vivir mejor, con menos, y con mayor propósito**. En esa sencillez está la verdadera riqueza de una vida plena.

7. Conéctate con la Naturaleza: Regresa al Ritmo que Nutre tu Cuerpo y tu Alma

Uno de los elementos más armoniosos y constantes en la vida de las personas longevas de las Zonas Azules es su **profunda conexión con la naturaleza**. Ya sea trabajando la tierra, caminando por senderos rurales, respirando el aire puro del campo o simplemente observando el cielo al atardecer, estas personas viven **en sintonía con su entorno natural**, y eso se refleja directamente en su salud física, emocional y espiritual.

En un mundo cada vez más dominado por pantallas, ruido, asfalto y prisas, reconectar con la naturaleza no solo es un acto de descanso, sino un **acto de sanación**.

¿Cómo puedes reconectar con la naturaleza en tu vida diaria?

Sal a caminar al aire libre siempre que puedas. Ya sea en un parque cercano, una playa, el campo o una montaña, caminar entre árboles o bajo el cielo abierto te ayuda a despejar la mente, reducir el estrés y mejorar tu estado de ánimo.

Cultiva algo vivo. Tener un pequeño huerto, cuidar plantas en macetas o participar en actividades de jardinería te conecta directamente con los ciclos naturales de la vida, fomenta la paciencia y brinda satisfacción.

Desconéctate del mundo digital para reconectarte contigo mismo. Tomar unos minutos diarios para observar el cielo, escuchar el canto de los pájaros, sentir el viento o caminar descalzo sobre el césped puede renovar tu energía de manera sorprendente.

Haz actividades al aire libre en compañía. Compartir momentos en la naturaleza con familia o amigos no solo fortalece los vínculos sociales, sino que también promueve la actividad física, la risa y la vitalidad.

Aprecia la belleza natural con todos tus sentidos. Detente a oler una flor, tocar la corteza de un árbol, contemplar el movimiento de las hojas o sentir el calor del sol. La naturaleza nos enseña a **estar presentes, a respirar con calma y a vivir con gratitud**.

Numerosos estudios respaldan lo que las Zonas Azules ya viven en la práctica: el contacto con la naturaleza reduce la presión arterial, mejora el sistema inmunológico, disminuye los niveles de cortisol (estrés) y fortalece la salud mental. Además, nos recuerda que somos parte de un todo más grande y que vivir en equilibrio con el entorno es clave para nuestra plenitud.

Conectarte con la naturaleza no requiere grandes viajes ni tiempo excesivo, solo disposición para volver a lo esencial, a lo que siempre ha estado ahí para ti: el mundo natural que te rodea y te sostiene.

8. Dedica Tiempo a la Espiritualidad o la Reflexión: Alimenta el Alma para Vivir con Paz y Propósito

En todas las Zonas Azules del mundo, se ha observado un patrón común y poderoso: las personas longevas dedican tiempo regularmente a la espiritualidad, la fe o la reflexión profunda. Esta práctica no solo les brinda consuelo y sentido, sino que también se ha asociado con una mejor salud emocional, menor estrés, mayor resiliencia y una actitud más positiva ante la vida y la muerte.

La espiritualidad, en este contexto, **no se limita a una religión específica**, sino que abarca cualquier forma de conexión con algo más grande que uno mismo. Puede tratarse de la fe religiosa, la meditación, la contemplación de la naturaleza, el agradecimiento diario o simplemente el acto de hacer silencio interior para escuchar el propio corazón.

¿Cómo puedes incorporar este principio en tu vida?

Reserva un momento del día para la introspección. Comienza o termina tu jornada con unos minutos de silencio, respiración profunda, oración o meditación. Este pequeño hábito puede transformar tu estado mental y emocional.

Escribe tus pensamientos o agradecimientos. Llevar un diario espiritual o de gratitud te ayuda a reconocer lo positivo en tu vida, a procesar emociones y a encontrar claridad en medio del caos.

Participa en actividades con significado espiritual. Asistir a una ceremonia, un grupo de oración, meditación guiada o incluso leer libros inspiradores puede ayudarte a reconectarte con tus valores y tu propósito.

Conéctate con el presente desde el alma. Momentos simples como observar un atardecer, caminar en silencio o escuchar música tranquila también pueden ser oportunidades para entrar en un estado de reflexión profunda.

Desarrolla una perspectiva más amplia de la vida. La espiritualidad nos ayuda a aceptar el envejecimiento, las pérdidas y los desafíos como parte natural del camino humano, y nos da herramientas para afrontarlos con **sabiduría, aceptación y serenidad.**

En las Zonas Azules, se ha comprobado que dedicar tiempo a la espiritualidad fortalece la salud mental y emocional, reduce el riesgo de depresión, mejora la calidad del sueño y favorece relaciones humanas más empáticas y compasivas. Además, las personas con una vida espiritual activa suelen experimentar una mayor satisfacción personal y una visión más esperanzadora del futuro.

Cultivar tu mundo interior es tan importante como cuidar tu cuerpo. En medio del ruido y las exigencias del mundo moderno, tomarte un momento para conectar con lo trascendente —sea cual sea tu camino— es un acto de amor hacia ti mismo.

9. Practica el Descanso Regular: Renuévate para Vivir Mejor y por Más Tiempo

En las Zonas Azules, el descanso no es visto como un lujo ni una señal de debilidad, sino como una parte fundamental del ciclo natural de la vida. Descansar a lo largo del día y dormir profundamente por las noches es esencial para la regeneración física, mental y emocional. Es durante el descanso que el cuerpo sana, la mente se aclara y las emociones se equilibran.

Las personas longevas de estas regiones suelen tener un **ritmo de vida más pausado y consciente**, donde el descanso forma parte de su rutina diaria. Ya sea a través de una siesta, una pausa tranquila después del almuerzo, o asegurándose de dormir bien cada noche, ellos entienden que el bienestar no se alcanza en la prisa, sino en el equilibrio.

¿Cómo puedes incorporar el descanso regular en tu estilo de vida?

Duerme lo suficiente cada noche. Intenta establecer una rutina de sueño consistente, acostándote y levantándote a la misma hora todos los días. El sueño profundo es clave para la reparación celular, el funcionamiento cerebral y el fortalecimiento del sistema inmunológico.

Permítete siestas cortas si tu cuerpo lo necesita. Una siesta de entre 20 y 30 minutos puede revitalizarte, mejorar tu concentración y reducir los niveles de estrés, especialmente si tienes una jornada exigente.

Escucha a tu cuerpo. Si sientes fatiga, agotamiento mental o emocional, no lo ignores. Aprende a identificar las señales que indican que necesitas pausar, respirar y recargar energía.

Crea espacios de calma en tu rutina diaria. No solo se descansa durmiendo. Leer un libro, cerrar los ojos unos minutos, practicar meditación o simplemente disfrutar de un momento en silencio son formas válidas y necesarias de descanso.

Respeta tus límites sin culpa. Vivimos en una cultura que glorifica la productividad constante, pero **el descanso es parte esencial de una vida eficiente y saludable.** Descansar te permite rendir mejor, pensar con mayor claridad y vivir con más plenitud.

El descanso adecuado ayuda a prevenir el desgaste físico y emocional, mejora el rendimiento cognitivo, reduce el riesgo de enfermedades crónicas y favorece una vida más larga y equilibrada. En las Zonas Azules, esta comprensión se traduce en una longevidad saludable, donde las personas llegan a edades avanzadas con energía, vitalidad y claridad mental.

Recuerda: no se trata solo de hacer pausas, sino de darles un propósito reparador. Honrar tus ciclos de descanso es una forma de autocuidado profundo, que fortalece tu cuerpo, alivia tu mente y rejuvenece tu espíritu.

10. Cultiva la Gratitud y el Optimismo: Una Actitud Positiva que Prolonga y Embellece la Vida

Uno de los rasgos más consistentes que comparten las personas que viven más tiempo y con mejor calidad de vida en las Zonas Azules es su **actitud positiva ante la vida**. Mantener una mentalidad optimista, acompañada de una práctica constante de gratitud, no solo mejora la salud mental y emocional, sino que también fortalece el cuerpo y prolonga la vida.

Lejos de negar las dificultades, las personas longevas eligen enfocar su atención en lo bueno, en lo que sí tienen, en lo que funciona y en lo que les da alegría. Esta manera de ver la vida les permite enfrentar los retos con mayor resiliencia, mantener relaciones más armoniosas y disfrutar más intensamente de los pequeños momentos cotidianos.

¿Cómo puedes comenzar a cultivar la gratitud y el optimismo en tu vida?

Haz un ejercicio diario de gratitud. Dedica unos minutos cada día para reflexionar o escribir tres cosas por las que te sientas agradecido. Pueden ser simples: una sonrisa, una comida, el canto de un pájaro, o una conversación significativa. Este hábito reentrena tu mente para enfocarse en lo positivo.

Reformula tu diálogo interno. Aprende a cambiar pensamientos negativos por otros más compasivos y constructivos. En lugar de decir "esto es un desastre", puedes decir "esto es un desafío que estoy aprendiendo a superar".

Rodéate de personas que sumen. El optimismo también se contagia. Comparte tu vida con personas que te inspiren, te apoyen y te ayuden a ver el lado luminoso de las situaciones.

Celebra los pequeños logros. Agradece cada paso que das, cada avance, cada experiencia que te ha hecho crecer. Valorar tu progreso fortalece la motivación y la autoestima.

Encuentra belleza en lo cotidiano. Mira el mundo con ojos de asombro, como si cada día fuese un regalo. A veces, una flor, una carcajada o un rayo de sol pueden transformar por completo tu estado de ánimo.

Numerosos estudios han demostrado que la gratitud disminuye los niveles de cortisol (la hormona del estrés), mejora la calidad del sueño, fortalece el sistema inmunológico y reduce los síntomas de ansiedad y depresión. Asimismo, mantener una actitud optimista contribuye a una mejor salud cardiovascular y a una mayor longevidad.

Elegir ver la vida con gratitud y esperanza no es ingenuidad, es fortaleza emocional. Es una decisión consciente que transforma tu manera de vivir, de relacionarte contigo mismo y con el mundo.

Vive Más y Mejor, un Hábito a la Vez

Adaptar los hábitos de las Zonas Azules a tu vida no requiere cambios drásticos ni sacrificios extremos. Se trata, más bien, de reconectar con lo esencial, de volver a lo natural, a lo humano, a lo que verdaderamente nutre el cuerpo, la mente y el alma.

Incorporar pequeñas prácticas cotidianas como una alimentación consciente y basada en plantas, movimiento natural, descanso reparador, manejo del estrés, relaciones sociales profundas, tiempo para la reflexión espiritual, contacto con la naturaleza, vida sencilla, y una actitud de gratitud y optimismo, puede marcar una gran diferencia en tu salud, tu bienestar y tu longevidad.

No se trata solo de vivir más años, sino de vivir con más calidad, propósito, alegría y equilibrio. Las personas longevas del mundo no han seguido fórmulas mágicas; han cultivado estilos de vida que priorizan lo auténtico y lo vital.

Tú también puedes empezar hoy. Un cambio pequeño, sostenido con intención, puede ser el inicio de una transformación duradera.

Porque al final, el verdadero secreto de una vida larga y plena no está en hacer más, sino en vivir mejor.

Reflexiones sobre el envejecimiento y la vida con propósito

El envejecimiento es una etapa inevitable de la vida, pero lejos de ser un proceso que solo trae consigo limitaciones, puede verse como una oportunidad para la reflexión, el crecimiento personal y la búsqueda de un propósito más profundo.

Las sociedades que valoran el envejecimiento como una fuente de sabiduría y experiencia nos enseñan que los años no deben percibirse como una carga, sino como una acumulación de riqueza personal y oportunidades para continuar aprendiendo y contribuyendo.

Vivir con propósito durante el envejecimiento es un elemento clave para mantener una vida plena y satisfactoria. Tener un sentido claro de propósito —ya sea a través del trabajo, la familia, el voluntariado o el desarrollo personal— otorga dirección a nuestras acciones y nos motiva a mantenernos activos y comprometidos con la vida. Este propósito no solo nos impulsa a cuidar de nuestra salud física, sino también a nutrir nuestra mente y espíritu.

El propósito en la vida puede cambiar con el tiempo, especialmente a medida que envejecemos. Lo que una vez nos motivó en la juventud puede transformarse a medida que nuestras prioridades y perspectivas evolucionan. Sin embargo, la capacidad de adaptarse y encontrar nuevas fuentes de significado es lo que permite que el proceso de envejecimiento sea una etapa rica y significativa.

Mantenerse activo en la comunidad, explorar nuevas pasiones o profundizar en las relaciones personales son maneras efectivas de seguir encontrando significado, independientemente de la edad.

En las Zonas Azules, donde la longevidad es la norma, el sentido de propósito está profundamente arraigado en la vida cotidiana. Las personas longevas no ven la vejez como una etapa de inactividad, sino como una oportunidad para seguir contribuyendo al bienestar de los demás y de sí mismos. Este enfoque no solo mejora la salud mental y emocional, sino que también tiene un impacto positivo en la longevidad física.

El envejecimiento con propósito también nos invita a reconsiderar el valor de cada etapa de la vida. Nos recuerda que, a pesar de los cambios físicos que puedan ocurrir, lo que permanece constante es nuestra capacidad para aprender, crecer y conectarnos con los demás.

Encontrar el propósito en el envejecimiento nos lleva a vivir cada día con intención, gratitud y optimismo, aceptando el proceso de envejecimiento como una parte natural y valiosa de la experiencia humana.

En síntesis, el envejecimiento y una vida con propósito están entrelazados, ofreciendo la oportunidad de continuar construyendo una vida plena y significativa, sin importar la edad. Vivir con propósito nos da una razón para seguir activos, nutrir nuestras relaciones y mantener un enfoque positivo ante los desafíos, lo que en última instancia puede contribuir a una mayor longevidad y bienestar.

Lecturas Recomendadas

A continuación se incluyen algunas lecturas recomendadas que abordan temas relacionados con la longevidad, la salud, y el estilo de vida basado en las Zonas Azules:

1. "The Blue Zones: 9 Lessons for Living Longer From the People Who've Lived the Longest" – *Dan Buettner*

Este es el libro clave que introdujo al mundo el concepto de las Zonas Azules. Dan Buettner, un explorador y escritor de National Geographic, estudió las regiones del mundo donde las personas viven más tiempo y con mejor calidad de vida. Ofrece lecciones prácticas y basadas en datos científicos para aplicar los hábitos de las Zonas Azules a la vida moderna.

2. "Ikigai: The Japanese Secret to a Long and Happy Life" – *Héctor García y Francesc Miralles*

Este libro profundiza en el concepto japonés de *ikigai*, o "razón de ser", uno de los principios fundamentales de la longevidad en Okinawa, Japón. Los autores exploran cómo descubrir tu propósito en la vida puede ayudar a vivir una vida más larga, significativa y feliz.

3. "How Not to Die: Discover the Foods Scientifically Proven to Prevent and Reverse Disease" – *Michael Greger, M.D.*

Este libro está enfocado en la conexión entre la alimentación y la prevención de enfermedades crónicas. El Dr. Greger explica cómo una dieta basada en plantas puede no solo mejorar la salud, sino también prolongar la vida. Es una lectura excelente para comprender el impacto de los alimentos naturales y locales en la longevidad.

4. "The Longevity Diet: Discover the New Science Behind Stem Cell Activation and Regeneration to Slow Aging, Fight Disease, and Optimize Weight" – *Dr. Valter Longo*

El Dr. Valter Longo investiga los beneficios de la restricción calórica y el ayuno intermitente, prácticas comunes en algunas Zonas Azules. Este libro ofrece estrategias basadas en la ciencia para promover una vida más larga y saludable a través de la dieta y el estilo de vida.

5. "The Art of Simple Living: 100 Daily Practices from a Japanese Zen Monk for a Lifetime of Calm and Joy" – *Shunmyo Masuno*

Este libro explora la simplicidad y la calma como claves para una vida más plena y longeva. Inspirado en principios de la filosofía Zen, enseña cómo pequeñas prácticas diarias pueden reducir el estrés y fomentar el bienestar mental y emocional, elementos esenciales en las Zonas Azules.

6. "Outliers: The Story of Success" – *Malcolm Gladwell*

Aunque no está centrado exclusivamente en la longevidad, *Outliers* de Malcolm Gladwell analiza los factores clave que influyen en el éxito y la excelencia en la vida, incluyendo la comunidad y el entorno, que son principios que también sustentan las Zonas Azules. Esta lectura ofrece una perspectiva sobre cómo ciertos entornos y estilos de vida influyen en el bienestar y la longevidad.

7. "The Blue Zones Kitchen: 100 Recipes to Live to 100" – *Dan Buettner*

Este libro es una continuación práctica del estudio de las Zonas Azules, centrándose en las recetas tradicionales de estas regiones. Además de los secretos nutricionales, ofrece ideas concretas para incorporar en la vida diaria una alimentación basada en plantas, al estilo de las Zonas Azules.

8. "The Happiness Advantage: How a Positive Brain Fuels Success in Work and Life" – *Shawn Achor*

Este libro aborda cómo el bienestar emocional y mental, a menudo promovido en las Zonas Azules a través de la conexión social y el manejo del estrés, tiene un impacto positivo en la longevidad. Shawn Achor presenta técnicas para mantener una actitud positiva, que se ha demostrado que prolonga la vida y mejora la calidad de la misma.

9. "Why We Sleep: Unlocking the Power of Sleep and Dreams" – *Matthew Walker*

La calidad del sueño es otro factor clave en la longevidad. Matthew Walker explica la importancia del descanso y cómo el sueño reparador puede prevenir enfermedades y mejorar la salud general. Este libro complementa el enfoque de las Zonas Azules sobre la importancia del descanso regular y la relajación.

10. "Atomic Habits: An Easy & Proven Way to Build Good Habits & Break Bad Ones" – *James Clear*

Este libro proporciona un enfoque práctico para formar hábitos saludables que contribuyen al bienestar a largo plazo. Aplicar los principios de las Zonas Azules en la vida diaria requiere la creación de hábitos pequeños y sostenibles, y este libro te enseñará cómo hacerlo de manera efectiva.

Estas lecturas recomendadas son una excelente manera de profundizar en los secretos de la longevidad y aprender cómo los hábitos de las Zonas Azules pueden aplicarse para mejorar la salud y el bienestar en la vida diaria. Desde la alimentación consciente hasta el manejo del estrés y el descubrimiento de un propósito de vida, cada libro ofrece una perspectiva única sobre cómo vivir más y mejor.

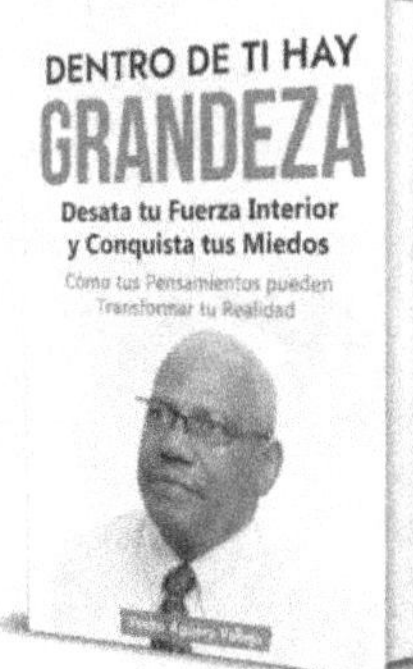

DENTRO DE TI HAY
GRANDEZA
Desata tu Fuerza Interior
y Conquista tus Miedos
Cómo tus Pensamientos pueden
Transformar tu Realidad
Pedro Agüero Vallejo

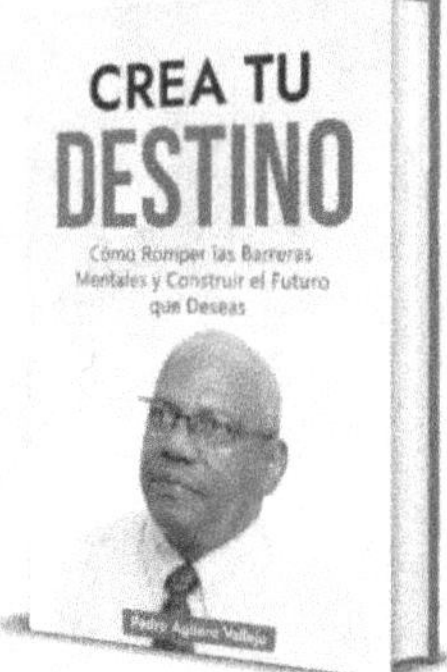

CREA TU
DESTINO
Cómo Romper las Barreras
Mentales y Construir el Futuro
que Deseas
Pedro Agüero Vallejo

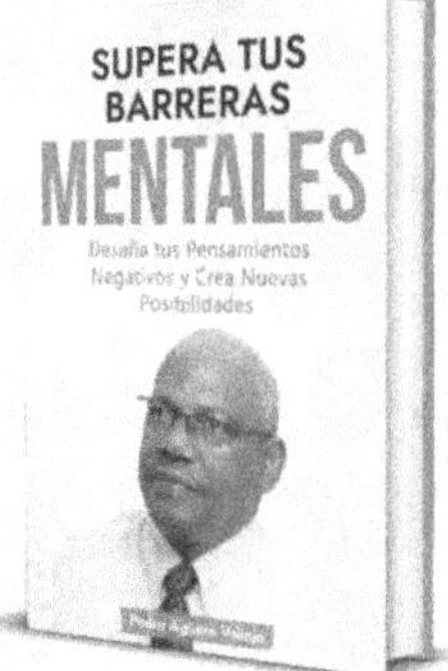

SUPERA TUS
BARRERAS
MENTALES
Desafía tus Pensamientos
Negativos y Crea Nuevas
Posibilidades
Pedro Agüero Vallejo

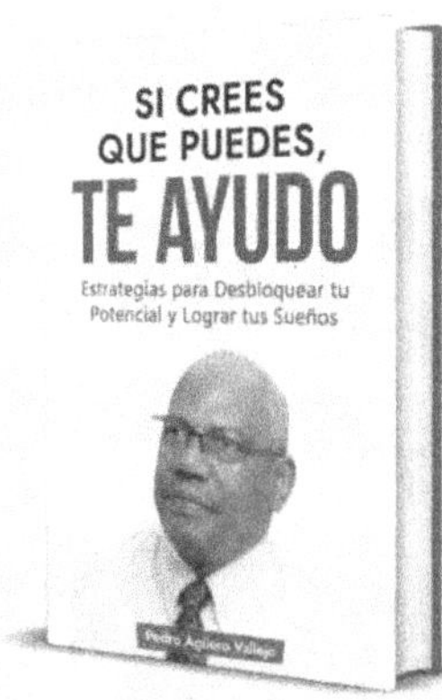

SI CREES
QUE PUEDES,
TE AYUDO
Estrategias para Desbloquear tu
Potencial y Lograr tus Sueños
Pedro Agüero Vallejo

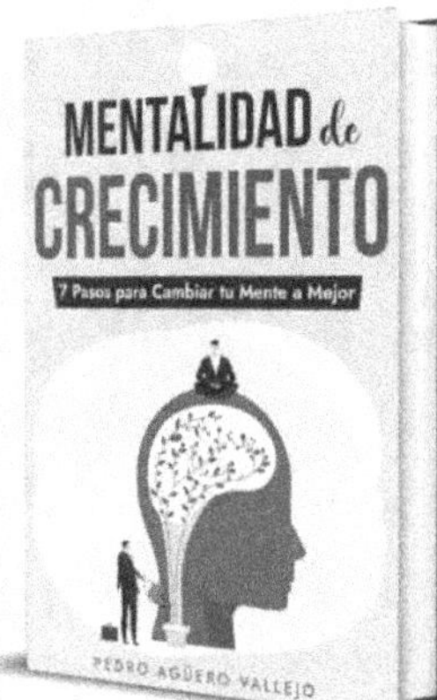

MENTALIDAD de
CRECIMIENTO
7 Pasos para Cambiar tu Mente a Mejor
PEDRO AGÜERO VALLEJO

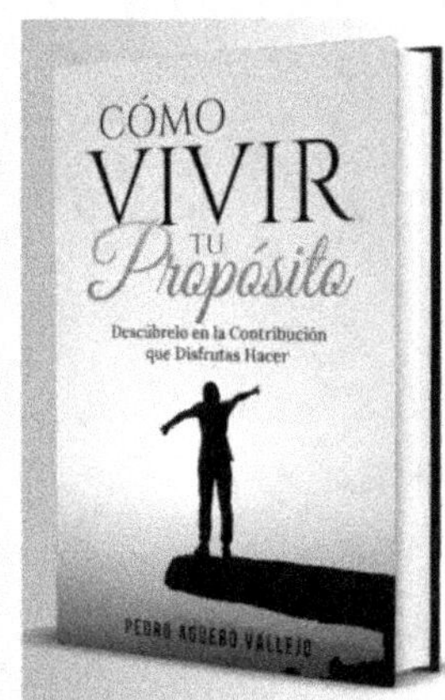

CÓMO
VIVIR
TU
Propósito
Descúbrelo en la Contribución
que Disfrutas Hacer
PEDRO AGÜERO VALLEJO

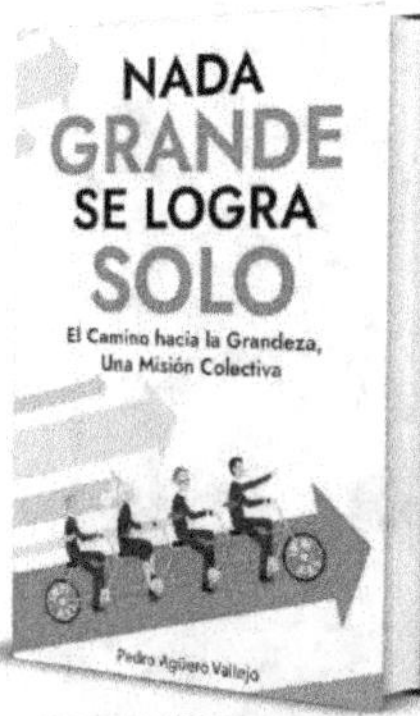

NADA
GRANDE
SE LOGRA
SOLO
El Camino hacia la Grandeza,
Una Misión Colectiva
Pedro Agüero Vallejo

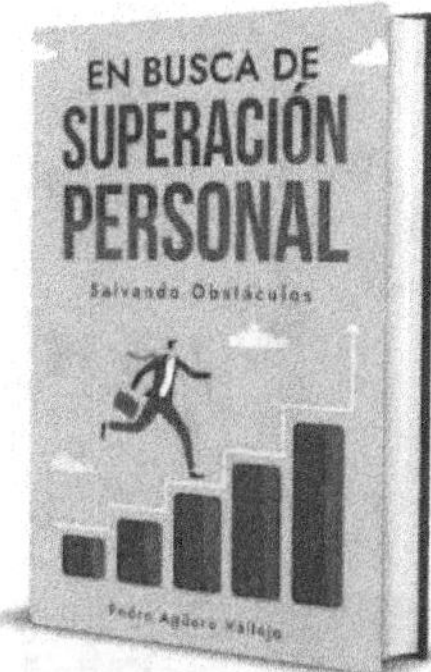

EN BUSCA DE
SUPERACIÓN
PERSONAL
Salvando Obstáculos
Pedro Agüero Vallejo

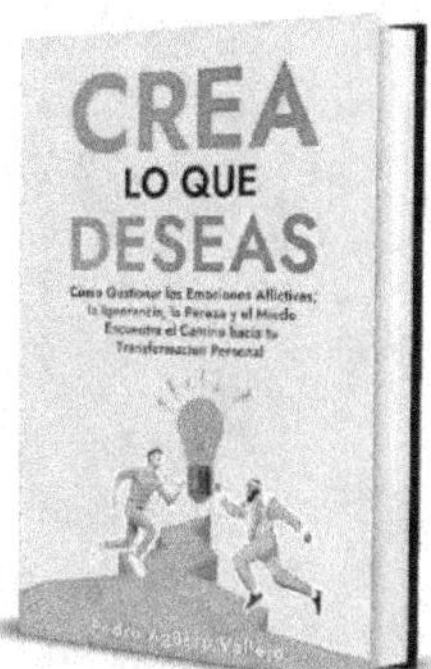

CREA
LO QUE
DESEAS
Cómo Gestionar las Emociones Aflictivas:
la Ignorancia, la Pereza y el Miedo
Encuentra el Camino hacia tu
Transformación Personal
Pedro Agüero Vallejo

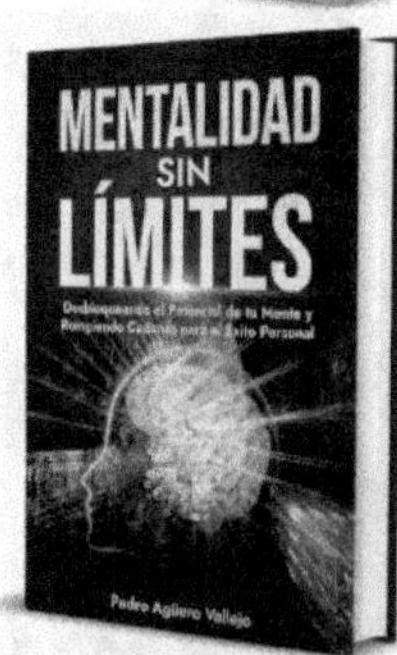

MENTALIDAD
SIN
LÍMITES
Desbloqueando el Potencial de tu Mente y
Rompiendo Cadenas para el Éxito Personal
Pedro Agüero Vallejo

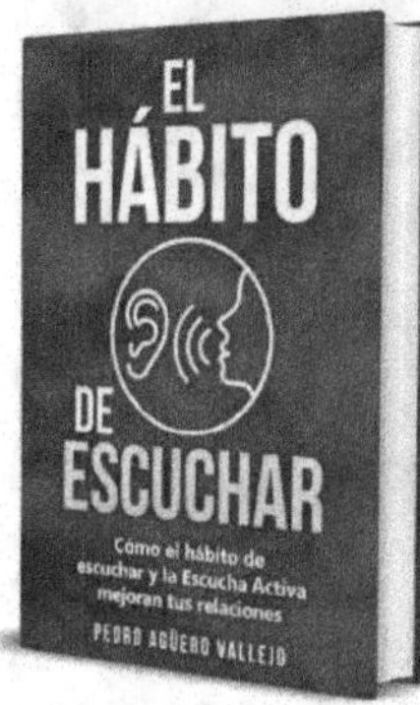

EL
HÁBITO
DE
ESCUCHAR
Cómo el hábito de
escuchar y la Escucha Activa
mejoran tus relaciones
PEDRO AGÜERO VALLEJO

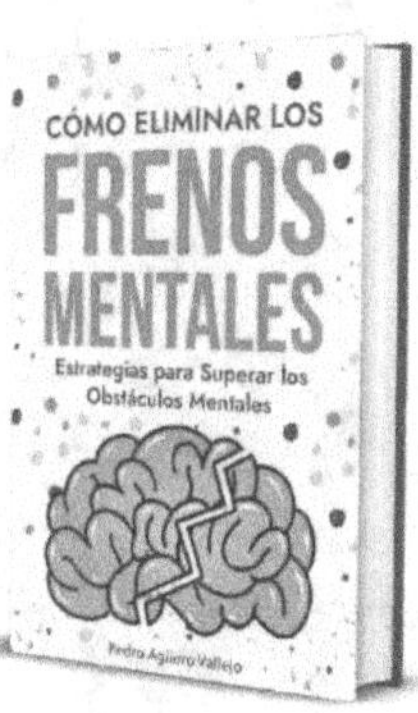

CÓMO ELIMINAR LOS
FRENOS
MENTALES
Estrategias para Superar los
Obstáculos Mentales
Pedro Agüero Vallejo

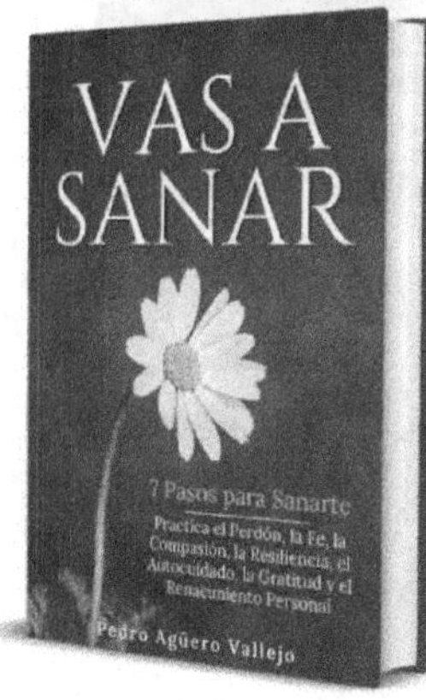

VAS A
SANAR
7 Pasos para Sanarte
Practica el Perdón, la Fe, la
Compasión, la Resiliencia, el
Autocuidado, la Gratitud y el
Renacimiento Personal
Pedro Agüero Vallejo

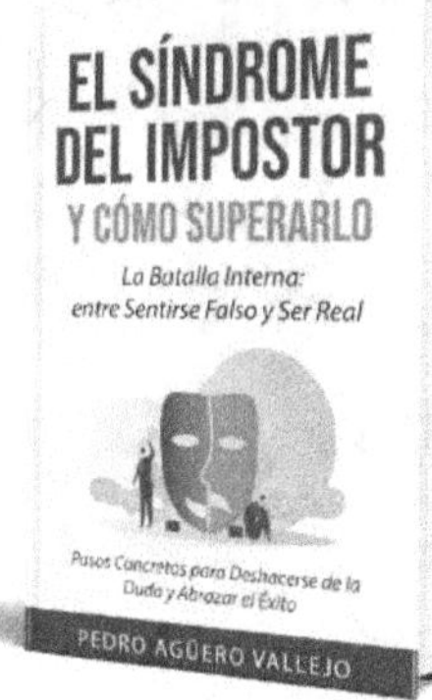

EL SÍNDROME
DEL IMPOSTOR
Y CÓMO SUPERARLO
La Batalla Interna:
entre Sentirse Falso y Ser Real
Pasos Concretos para Deshacerse de la
Duda y Abrazar el Éxito
PEDRO AGÜERO VALLEJO

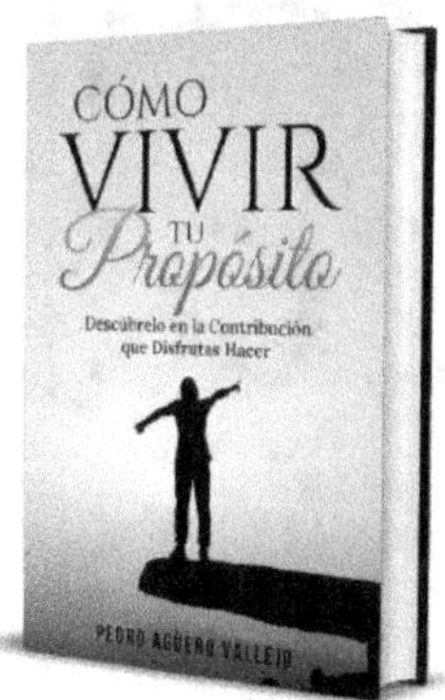

CÓMO
VIVIR
TU
Propósito
Descúbrelo en la Contribución
que Disfrutas Hacer
PEDRO AGÜERO VALLEJO

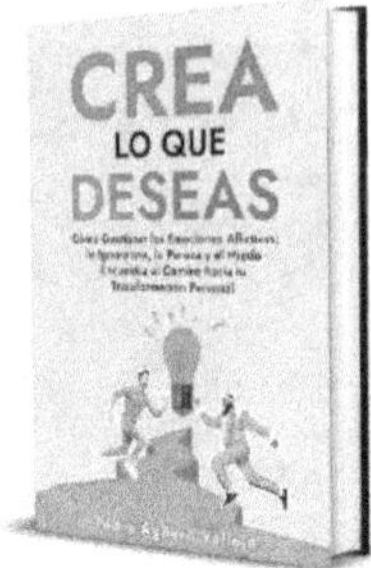

CREA
LO QUE
DESEAS

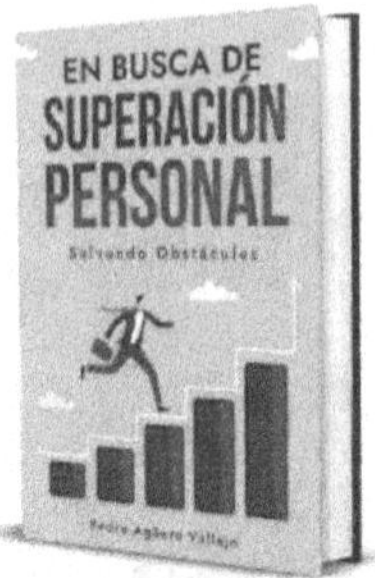

EN BUSCA DE
SUPERACIÓN
PERSONAL
Salvando Obstáculos

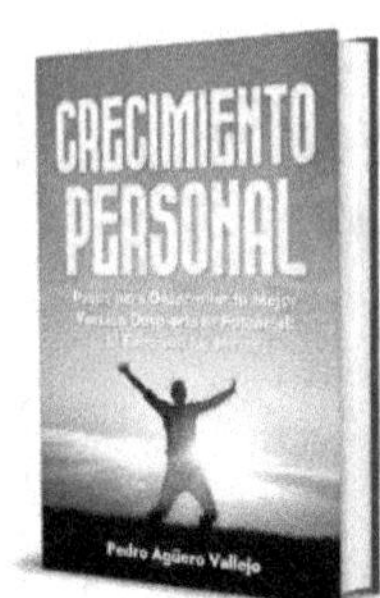

CRECIMIENTO
PERSONAL
Pedro Agüero Vallejo

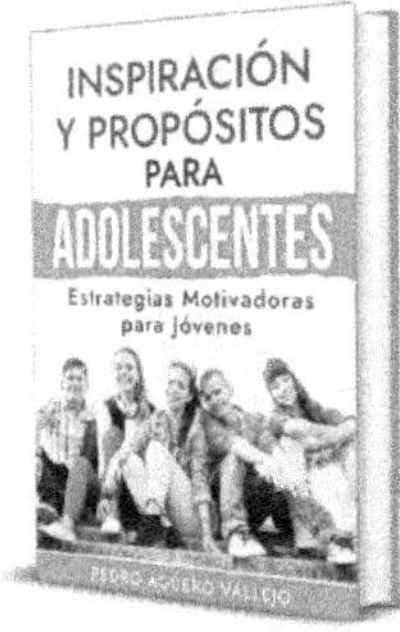

INSPIRACIÓN
Y PROPÓSITOS
PARA
ADOLESCENTES
Estrategias Motivadoras
para jóvenes
PEDRO AGÜERO VALLEJO

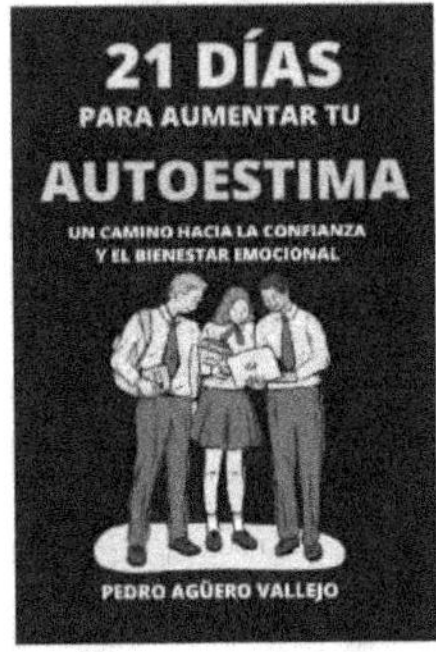

21 DÍAS
PARA AUMENTAR TU
AUTOESTIMA
UN CAMINO HACIA LA CONFIANZA
Y EL BIENESTAR EMOCIONAL
PEDRO AGÜERO VALLEJO

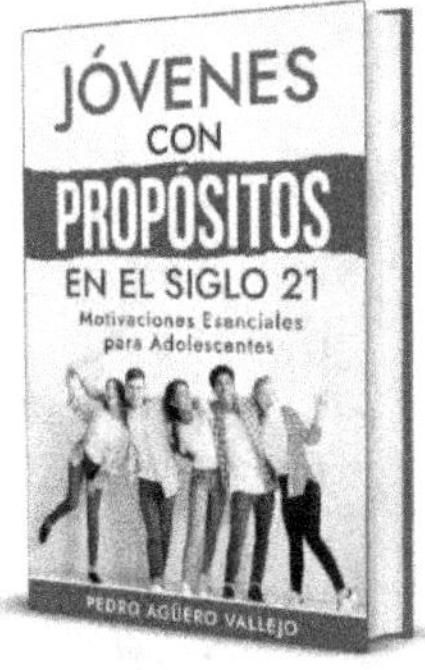

JÓVENES
CON
PROPÓSITOS
EN EL SIGLO 21
Motivaciones Esenciales
para Adolescentes
PEDRO AGÜERO VALLEJO

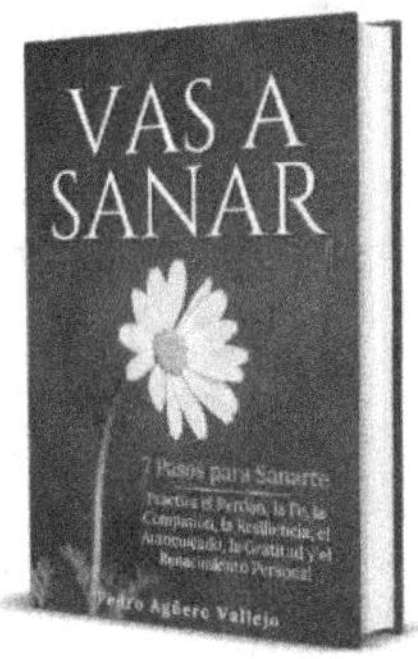

VAS A
SANAR
7 Pasos para Sanarte
Pedro Agüero Vallejo

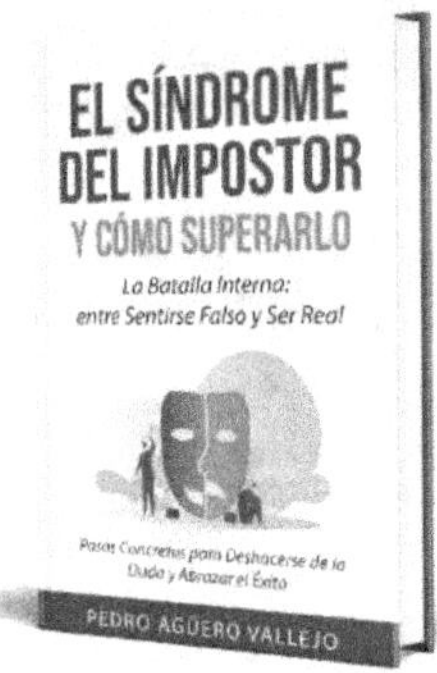

EL SÍNDROME
DEL IMPOSTOR
Y CÓMO SUPERARLO
La Batalla Interna:
entre Sentirse Falso y Ser Real
Pasos Concretos para Deshacerse de la
Duda y Abrazar el Éxito
PEDRO AGÜERO VALLEJO

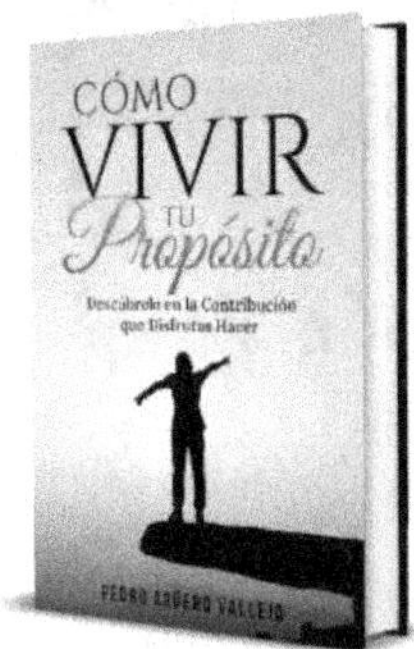

CÓMO
VIVIR
TU
Propósito
PEDRO AGÜERO VALLEJO

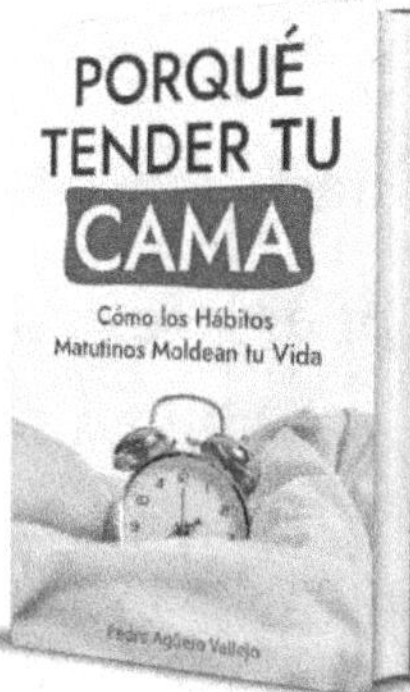

PORQUÉ TENDER TU CAMA
Cómo los Hábitos Matutinos Moldean tu Vida
Pedro Agüero Vallejo

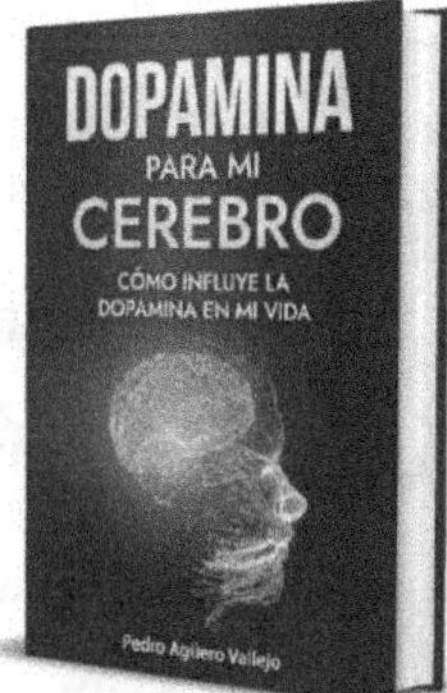

DOPAMINA PARA MI CEREBRO
CÓMO INFLUYE LA DOPAMINA EN MI VIDA
Pedro Agüero Vallejo

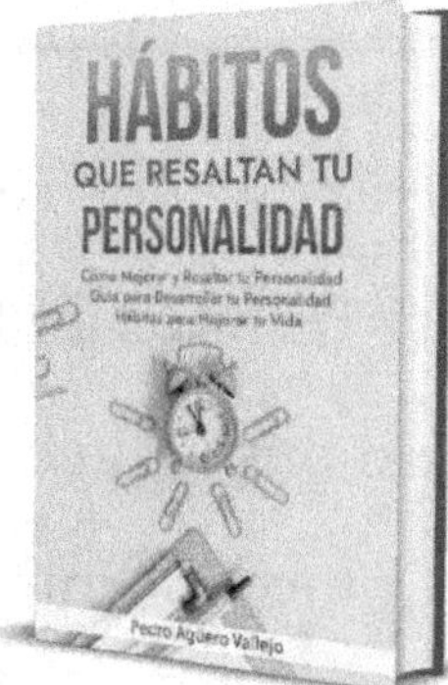

HÁBITOS QUE RESALTAN TU PERSONALIDAD
Cómo Mejorar y Resaltar tu Personalidad
Guía para Desarrollar tu Personalidad
Hábitos para Mejorar tu Vida
Pedro Agüero Vallejo

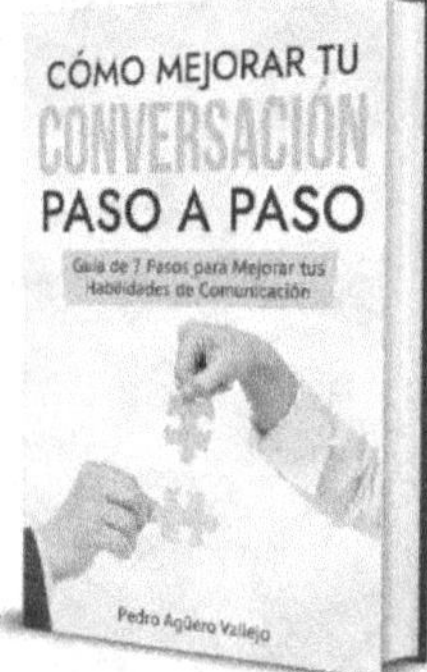

CÓMO MEJORAR TU CONVERSACIÓN PASO A PASO
Guía de 7 Pasos para Mejorar tus Habilidades de Comunicación
Pedro Agüero Vallejo

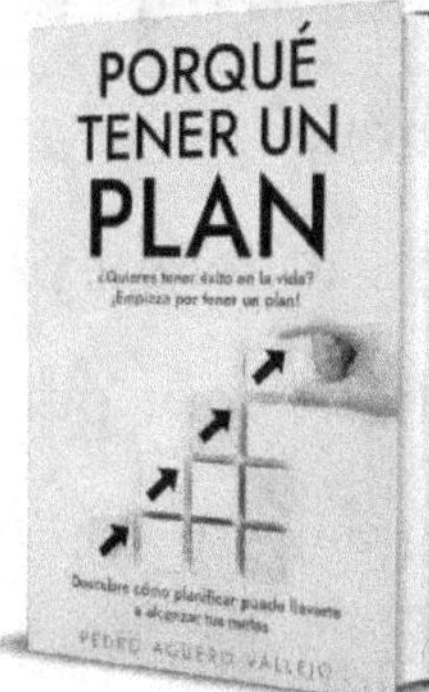

PORQUÉ TENER UN PLAN
¿Quieres tener éxito en la vida? ¡Empieza por tener un plan!
Descubre cómo planificar puede llevarte a alcanzar tus metas
PEDRO AGÜERO VALLEJO

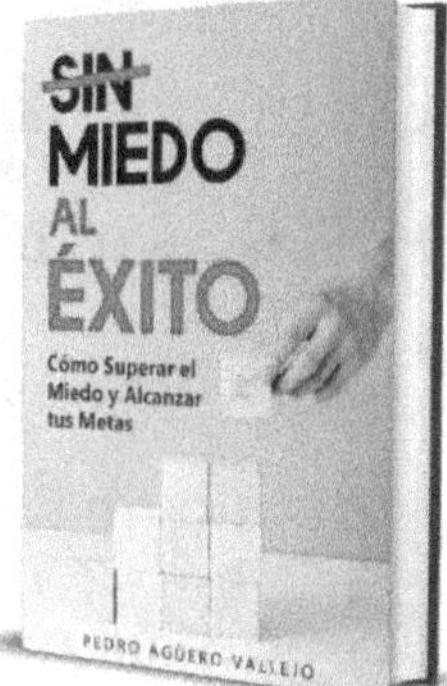

SIN MIEDO AL ÉXITO
Cómo Superar el Miedo y Alcanzar tus Metas
PEDRO AGÜERO VALLEJO

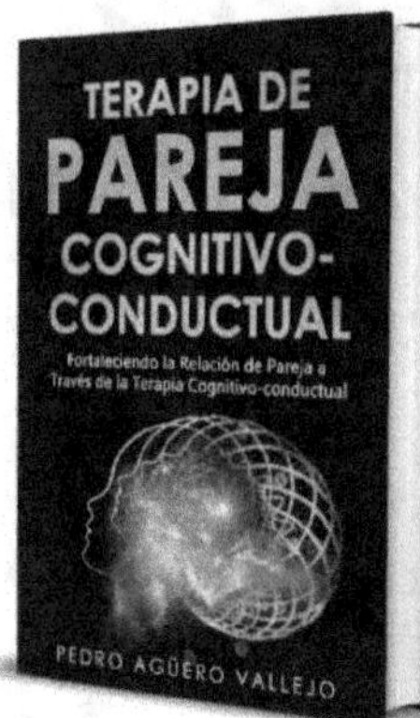

TERAPIA DE PAREJA COGNITIVO-CONDUCTUAL
Fortaleciendo la Relación de Pareja a Través de la Terapia Cognitivo-conductual
PEDRO AGÜERO VALLEJO

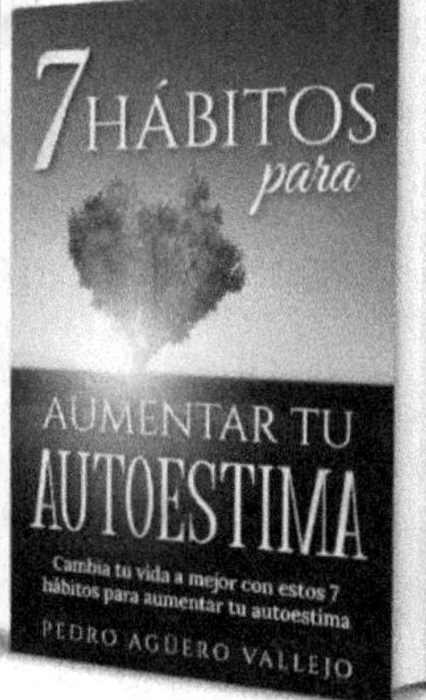

7 HÁBITOS para
AUMENTAR TU AUTOESTIMA
Cambia tu vida a mejor con estos 7 hábitos para aumentar tu autoestima
PEDRO AGÜERO VALLEJO

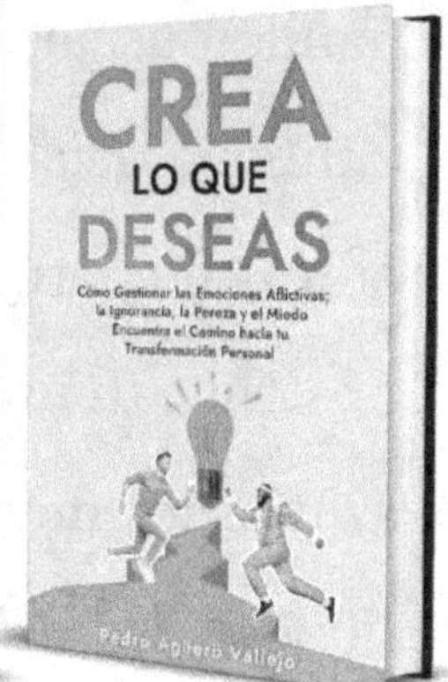

CREA LO QUE DESEAS
Cómo Gestionar las Emociones Aflictivas; la Ignorancia, la Pereza y el Miedo
Encuentra el Camino hacia tu Transformación Personal
Pedro Agüero Vallejo

OTRAS OBRAS DEL AUTOR

- Hábitos que resaltan tu personalidad
- 13 Hábitos de la gente altamente eficiente
- En busca de la Superación Personal
- Cómo y porqué aprender a sublimar tazas y thermos
- Como Crear un huerto para cultivos en casa
- El camino es la meta
- 13 Habits of highly efficient people
- Habits that highlight your personality
- Turismo de salud y bienestar
- Economías naranja
- Cuándo buscar consejería matrimonial
- La Inteligencia artificial al servicio de la humanidad
- Terapia de pareja cognitivo-conductual (TCC)
- Construye tu imagen de marca como autor
- Paz interior mediante meditación
- El Poder de los Hábitos Cotidianos
- Pasos para que sucedan cosas buenas
- Los Secretos de los millonarios
- Caminando con Cristo

- Plantar, Regar y Esperar en Dios

- Evangelismo- Un Viaje Espiritual

- Cómo ser autodidacta

- Ser positivo: Cómo ser más productivo y exitoso

- Cómo ser optimista

- Caminar es salud

- Cómo eliminar los frenos mentales

- Jóvenes con Propósitos en el siglo 21

Gracias, para ayudarte en tus proyectos digitales:
https://pedroaguerovallejo.com

https://wa.link/e4caie

https://www.instagram.com/scritor1

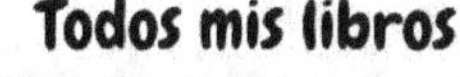

Todos mis libros